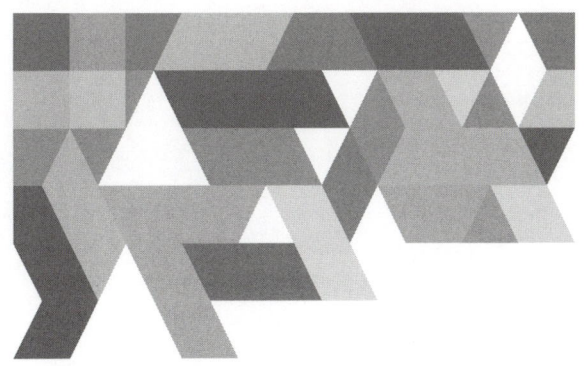

NICUの
ギ・モ・ン 98＋2
プラス

著 河井昌彦
京都大学医学部附属病院 病院教授

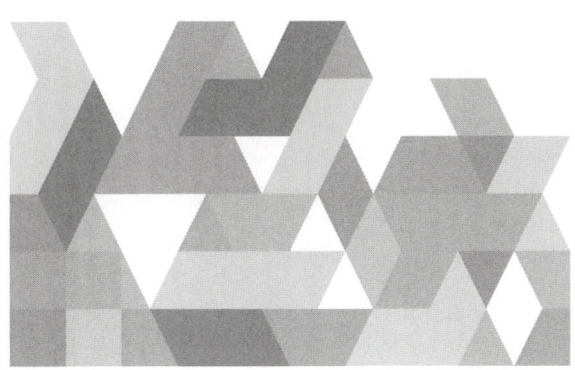

金芳堂

序　文

　私は，新生児医療に関わって日々過ごしています．
そして，日々実感するのが，新生児医療は面白い！ということです．

　日々新たな発見があります．
・患者さんが直接教えてくれること…
・論文を読んで，新たな報告に感心すること…
・そして，新聞などの情報から得られるトピックス…
色々な形の発見に溢れています．
そんな新たな発見を，日々のNICU診療に生かすことができたら，毎日がもっと楽しくなるはずです．

　本書は，私がこれぞ！と思った「NICU診療に直結しそうな疑問に答えるヒント集」です．

　そんなこと，とっくに知っていたよ！と思われるところもあるかもしれません．でも，きっと…知らなかった！！と感心していただける内容もあると思います．是非，本書を読んで，わくわくするような知識に触れてください．

　新生児医療は，まだまだ新たな魅力に溢れています！

2016年春

京都大学医学部附属病院　小児科（新生児集中治療部）
病院教授

河井　昌彦

目　次

1　先天性風疹症候群が増えている！ ……………………………………………… 2
2　先天性サイトメガロウイルス（CMV）母体スクリーニングの意義 ……… 4
3　最近ときどき耳にする"抗体の Avidity"って何？ ………………………… 6
4　妊婦のガーデニング（gardening）は危険！? ……………………………… 7
5　単純ヘルペス，再考？ …………………………………………………………… 8
6　妊婦の HTLV-1 抗体スクリーニングの意義と問題点は？ ………………… 9
7　HTLV-1 母子感染予防対策の問題点は？ …………………………………… 11
8　CRP に診断的価値はあるのか？ ……………………………………………… 12
9　外科手術後の CRP 上昇の意味は？ …………………………………………… 14
10　早産児の敗血症に対する免疫グロブリンの是非は？ ……………………… 15
11　母乳の栄養成分の不思議 ……………………………………………………… 17
12　母体に含まれるカゼインの特徴は？ ………………………………………… 18
13　母体に含まれる乳糖の特徴は？ ……………………………………………… 19
14　母乳とビフィズス菌との深い関係？ ………………………………………… 20
15　母乳にも多く含まれるオリゴ糖とは？ ……………………………………… 21
16　母体の栄養状況と母乳の脂質成分の関係は？ ……………………………… 22
17　母体の免疫作用 ………………………………………………………………… 24
18　母体のストレスは児の精神障害を招く？ …………………………………… 26
19　副腎皮質ホルモンはどうやって，脳に影響するの！? ……………………… 28
20　ビタミン D 欠乏性くる病が増えている！ …………………………………… 30
21　ビタミン D を多く含む食品・ほとんど含んでいない食品とは！? ……… 32
22　日焼け止めとビタミン D の関係は！? ………………………………………… 33
23　母体の甲状腺機能異常が胎児に与える影響は？ …………………………… 35
24　母体のヨウ素過剰摂取が胎児・出生児の甲状腺機能低下症を招く！ …… 37
25　妊娠糖尿病母体児が増えている！? …………………………………………… 39
26　日本の二分脊椎発症率は世界一？ …………………………………………… 41
27　葉酸を多く含む食品は？ ……………………………………………………… 42
28　母体の加齢と妊娠・出産との関係は？ ……………………………………… 43

29	母体のアルコール摂取と胎児奇形の関係は？	45
30	不妊症の定義が変わった！？	47
31	Dutch Famine（オランダの飢餓）は他人事か！？	48
32	ω-3系と（n-3）系，これって同じこと？	50
33	ω-3系とω-6系，どちらが優れているの？	51
34	中鎖脂肪酸ってそんなに素晴らしいの？	53
35	ICPモデルって聞いたことありますか？	55
36	必須アミノ酸のこと，ご存じですか？	56
37	Refeeding syndromeって，ご存じですか？	58
38	なぜ，低リン血症でヘモグロビン酸素飽和度曲線が動くの？	60
39	高アンモニア血症はなぜ，問題なの？	62
40	早産児のアミノ酸代謝は胎児のアミノ酸代謝と同じなの？	64
41	微量元素の欠乏症，日頃から意識していますか？	66
42	腸内細菌って何のために存在しているの？	68
43	腸内細菌の多くが嫌気性菌だと言われますが，嫌気性菌って危険なのでは？	70
44	乳酸菌って，一体なに？	72
45	プロバイオティクス，プレバイオティクスって何？	74
46	腸内細菌がエネルギーを産生するって本当ですか？	76
47	腸内細菌のエネルギー産生がヒトの健康に重要な役割を果たしているって本当ですか？	78
48	短鎖脂肪酸って，一体なに？	80
49	ラクツロースの作用機序，ご存じですか？	82
50	アニオンギャップ正常の代謝性アシドーシスは？	83
51	新生児高血糖の定義は？	85
52	新生児糖尿病とは？	86
53	K_{ATP}チャネル異常症とインスリン分泌異常の関係？	88
54	チラーヂンS®のこと，ご存じですか？	89
55	ヒドロコルチゾン静注製剤をコートリル®に切り替えるとき，どうしていますか？	91
56	デキサメタゾンとコルチゾールの使い分け？	92
57	ビタミンD_2とD_3の違い，25(OH)Dと1,25(OH)$_2$Dの違い，ご存じですか？	94
58	化学物質の単位について困ったことはありませんか？	96

59	出生後早期の新生児は，たとえ血糖値が低くてもケトン体を使用できるから大丈夫って本当ですか？	98
60	性分化疾患と性同一性障害の違い，知っていますか？	100
61	乳幼児および就学期以降の発育曲線が 2000 年以降更新されていないことをご存じですか？	101
62	SGA 児が増えているのは，なぜ？	102
63	SGA 児となる遺伝性疾患にがんを発症しやすい病態があると聞いたのですが？	104
64	SGA 児はたとえ太らなくても 2 型糖尿病になりやすいって本当ですか？	106
65	先天代謝異常症の患者に遭遇する確率は宝くじに当たるより低い？	108
66	タンデムマススクリーニングって何？	109
67	妊婦・授乳婦の経口抗菌薬が危ない！？	110
68	脂肪酸代謝異常症って何！？	111
69	脂肪酸代謝異常症でなぜ低血糖になるの？	113
70	有機酸代謝異常症とアミノ酸代謝異常症の違いって何！？	115
71	今後，マススクリーニングの拡大が模索されている疾患をご存じですか！？	117
72	先天性動脈管依存性心疾患のスクリーニングをご存じですか！？	119
73	タンデムマススクリーニングで尿素回路異常症が診断可能となったことの意義は？	121
74	なぜ，ラシックス®を使用すると低 K 血症になるのでしょうか？	123
75	利尿薬の作用点とその使い分けについて，ご存じですか？	125
76	カルシウムとリンの微妙な関係…ご存じですか？	128
77	高度分染法と普通の G バンドは何が違う？	131
78	染色体異常症で最も頻度の高い異常は何かご存じですか？	133
79	NIPT のどこが問題？	134
80	ゲノム・インプリンティング（＝ゲノム刷り込み現象）のこと，ご存じですか？	136
81	エピジェネティクスのこと，ご存じですか？	138
82	aCGH のこと，ご存じですか？	139
83	難聴罹患者同士の結婚は，難聴の子どもが生まれるリスクが著しく高くなるのですか？	140
84	いとこ婚はどれだけ危険か？	141
85	伴性劣性遺伝疾患なのに，女児も発症するのは，なぜ？	143

86	母親にミトコンドリア病の症状がなくても，子どもが発症することがあるのは，なぜ？	145
87	ダウン症に関する統計学	147
88	p 値＜ 0.05 の持つ意味，ご存じですか？	149
89	酸素は危険？	150
90	生態にとって酸素はなぜ必要？	151
91	なぜ，嫌気性代謝では乳酸の産生が高まるのか？	152
92	たまたま血液ガス分析してみたら，CO_2 が高かった！その評価は？	154
93	胎児ヘモグロビンの特徴についてご存じですか？	155
94	なぜ，先天性心疾患は出生後に発症するのか？	157
95	ショ糖って何？	159
96	低用量ドパミン投与は無意味という意見があるのをご存じですか？	161
97	母子手帳の歴史をご存じですか？	163
98	COHb は溶血性黄疸の指標？	165
99	医学教育　お薦めの 1 冊！	166
100	新生児の教科書　お薦めの 1 冊!?	168

索　引 …… 169

1 先天性風疹症候群が増えている！

2012～2013年，日本では風疹が大流行し，それに伴い多数の先天性風疹症候群の赤ちゃんが生まれました．日本では，1997年以降，風疹ワクチン接種が施行されていたにもかかわらず，なぜ，こんなことになってしまったのでしょうか？

その原因は，成人（30代以上の男性および50代以上の女性）の風疹抗体価保有率が低く，流行しやすい素地があることに加え，20代の女性に風疹ワクチン接種漏れのある人が多いことにあります．

ではなぜ，そんなことになってしまったのでしょうか？それは，日本の風疹ワクチン行政の変遷をみれば明らかになります．

風疹ワクチンの変遷

- 1977年8月～1995年3月，中学生の女子のみが風疹ワクチン定期接種の対象でした．このため，現在の30～40代の女性は風疹ワクチンを1回は接種しているのですが，30代以上の男性および50代以上の女性は風疹ワクチンをほとんどの人が接種していません．
- 1995年4月から，その対象は生後12か月以上～90か月未満の男女に変更になりました．そのため現在では，20歳以下の男女は風疹ワクチンを1回は接種済みとなっています．この時，経過措置として，それまでの制度では接種を受けていない児童（男女）も接種の対象となったのですが，学校での集団接種ではなく，各自が診療所で行う個別接種に変更されました．その結果，幼児の接種率は比較的高く維持されたのですが，中学生の接種率は激減してしまいました．このため，現在20代の女性に風疹ワクチンの接種漏れが少なくないのです．
- 2006年からは，1歳と小学校入学前1年間の幼児（6歳になる年度）の2回接種となり，児童の抗体保有率はより上昇しています．

現在の日本の風疹抗体価保有率

	風疹 HI 抗体保有率（HI 価 8 以上）	
	男　性	女　性
2 歳以上の小児	概ね 90% 以上	概ね 90% 以上
20 代	90%	95%
30 代	73-84%	97-98%
40 代	81-86%	97-98%
50 歳以上	88%	89%

＊風疹罹患（流行）が問題となりうる年齢層を赤字で記している．

　このため，現在の日本では，海外から風疹ウイルスが持ち込まれた場合，抗体保有率の低い成年男子を中心に流行し，その結果，抗体を保有していない妊婦にも感染を伝播させてしまい，先天性風疹症候群の児の発症をもたらすことがあるのです．

〔文献〕城 道久ら：妊婦の風疹感染と先天性風疹症候群．医学のあゆみ 253(13): 1209-1213, 2015

先天性風疹症候群を絶滅させる抜本的な方策は？

　最も有効な手段は，30 代以降の男性・50 代以降の女性，この世代の人々にワクチン接種を義務付け，たとえ海外からの持ち込み症例があっても日本で流行させないことです．しかし，風疹はたとえ罹患したとしても，妊婦以外の人にとっては，決して重篤な疾患ではないので個人にとってワクチン接種のメリットは決して高くありません．その上，ワクチン接種費用負担も，現在のままではこの世代では個人負担ですから，わざわざ高いお金を払って，日本の先天性風疹症候群撲滅のために中高年の男女がワクチン接種に行ってくれる可能性があるとは思えません．ということで，現実的なのは，妊娠可能年齢の女性の抗体保有の有無を調べ，抗体を保有していない人にはワクチン接種を勧めるとことしかできないのが現状です．

2 先天性サイトメガロウイルス (CMV) 母体スクリーニングの意義

近年，医療機関によっては，母体のサイトメガロウイルス抗体のスクリーニングが実施されています．どういう意義があり，どんな点に注意すれば良いのでしょうか？

　妊婦のサイトメガロウイルス（CMV）抗体保有率が70％程度まで低下し，先天性CMV感染のリスクが高まったこと，CMV先天感染による難聴に臨床的関心が高まっていること，CMVに対する治療薬が開発されたこと，これらの要因からCMVの早期診断・治療開始がより重要となりました．一方，一部の医療機関では，母体のCMV抗体価をスクリーニングするようになったのですが，このスクリーニングの目的は，妊娠中のCMV感染を早期に捉え，早期治療することではありません．未感染妊婦（＝抗体非保有妊婦）を見つけ出し，その人が今回の妊娠中に感染しないよう，予防処置を取るよう啓蒙することなのです．

　なぜなら，たとえ妊娠中に初感染したとしても，児に症状が出る危険性は10％以下であり，90％以上の児は無症状で過ごしますので，初感染＝治療対象では決してありません．ですから，妊娠中の初感染が疑われる場合も，心配させすぎない配慮が必要です．

　なお，抗体非保有妊婦に対する指導のポイントは，"お腹の中の児の兄・姉などから母親が初感染しないよう，気を付けるよう指導すること"が重要で，具体的には「子どもの食べ残しを食べないなどを指導する」ことです．

　一方，妊娠中の初感染が疑われる場合は，胎児にその兆候がないか？慎重にフォ

先天性CMV感染の基礎知識

- 母体が妊娠中にCMVに初感染した場合，約40％の確率で胎児にCMVが伝播し，感染児の20％に症候性（症状がある）の先天性CMV感染症が起こると推定されている．
- 一方，母体が妊娠前に既感染であった場合は，胎児へCMVが感染する確率は0.2〜2％とされており，出生時に重篤な先天性CMV感染症を認める頻度は多くない．

> **妊婦さんへ啓蒙すべきこと**
>
> 　サイトメガロウイルス・パルボウイルスなど先天感染のリスクの高いウイルスは，一般に乳児期に罹患することの多い感染症です．このため，保育所・幼稚園は，先天感染を起こしうるウイルスに接触するリスクが高い，妊婦にとっての危険地帯です．
> 　また，乳幼児の口の周りについた食べ物を拭き取って，母親が食べる…という光景もほほえましいものですが，これも子どもの感染症を伝染させる危険行為なのです．
> 　このような事柄は，周産期にかかわる我々にとっては常識的なことですが，一般の方にはあまり知られていません．このような事柄を啓蒙することも，我々の重要な仕事の1つなのだと思います．

ローすることになりますが，妊娠中の初感染の診断に重要なのが，次に記す「Avidity」です．

〔文献〕Goderis J, et al: Hearing loss and congenital CMV infection: a systematic review. Pediatrics 134(5): 972-982, 2014

3 最近ときどき耳にする，"抗体のAvidity"って何？

> 最近，CMV，トキソプラズマなどの先天感染の診断に，Avidityという検査がしばしば用いられるようになりました．これはいったい何なのでしょうか？

　昔習った知識では，IgM抗体は感染の初期に出現し，IgGが遅れて出現する．だから，IgM抗体が出現していれば，感染後間もない時期にあると診断できる…ということになっていました．しかし，最近そうとは言い切れないことが分かってきたのです．

　CMV感染を例にとると，初感染時に限らず，既感染であってもウイルスの再活性化によって抗CMV IgM抗体が検出されることがあるのです．そこで，このような場合，IgG Avidity測定を行い，これが低値であれば初感染が強く疑われますが，これが高値であれば，初感染ではない可能性が高いと判断されるのです．そこで，IgG Avidityって何？ということになりますが…

　できたてのIgG抗体は抗原との親和性が弱く，時間経過とともに，親和性の高いIgG抗体が産生されるようになります．抗原と抗体の親和性の指標がAvidityで，感染してから時間が経つにしたがって，Avidityは高値となっていくため，Avidityが感染時期の推定に重要な指標となるのです．

　なお，トキソプラズマ感染の場合，IgM抗体が数年以上維持されることが少なくないので，IgM陽性は直近の感染を意味しません．IgG抗体のAvidity陰性（<10%）ならば，4か月以内の初感染を意味するので，これが，妊娠中の初感染か否かの診断に役立つのです．

〔文献〕Lazzarotto T, et al: Diagnosis and prognosis of congenital CMV infection: a case report and review of the literature. Scand J Clin Lab Invest Suppl 244: 34-40, 2014

Prince HE, et al: Role of cytomegalovirus (CMV) IgG avidity testing in diagnosing primary CMV infection during pregnancy. Clin Vaccine Immunol 21(10): 1377-1384, 2014

4 妊婦のガーデニング（gardening）は危険!?

季節ごとの美しい花を見ると心が和みます．自宅の庭・ベランダで花を育てるのは，精神衛生上，好ましい趣味だと思います．しかし，妊娠中の女性にはガーデニングなどの土いじりが危険だということをご存じですか？

　妊娠中の女性が感染することにより起こる先天性トキソプラズマ症は，死産および自然流産だけではなく，児に精神遅滞，視力障害，脳性麻痺など重篤な症状をもたらすことがある先天感染症の1つです．

　健常者が感染した場合は，顕在化しないか軽度の急性感染症状を経過した後で，生涯にわたり保虫者となるだけですが，免疫不全状態にある人が感染すると重篤な症状を引き起こすため，十分な注意が必要です．妊婦は免疫力が弱く，トキソプラズマを排除することができず，免疫不全状態にある胎児に感染が成立すると，先に記載したような重篤な症状を生じることがあるのです．

　さて，トキソプラズマのヒトに対する感染経路は，以下のものが重要です．
　(1) 加熱の不十分な食物（生肉・生野菜など）
　(2) ネコ糞便に含まれる原虫の経口的な摂取・感染したネコとの接触
　(3) ガーデニングや砂場など土壌との接触
　(4) 井戸水，湧き水など無処理の生水の摂取
　これらの感染経路を避けるには，妊娠中は，生肉・生野菜の摂取，ガーデニングなどの土いじりを避けることが望ましいのです．

〔文献〕Dabritz HA, et al: Cats and Toxoplasma: implications for public health. Zoonoses Public Health 57(1):34-52, 2010

　　　　Lopez A, et al: Preventing congenital toxoplasmosis. MMWR Recomm Rep 31;49(RR-2):59-68, 2000

5 単純ヘルペス，再考？

かつて，「母体の性器ヘルペス感染は産道感染の原因になるので，母体が性器ヘルペスに罹患している場合は，帝王切開すべき…」と習いました．すなわち，母体に単純ヘルペスによる性器感染兆候がある場合に，帝王切開で娩出すれば，児への感染伝播は防げると考えられていたのですが，最近それは間違っているという考えが出てきました．

単純ヘルペスには HSV-1 と HSV-2 の 2 種類あり，前者は主として口唇ヘルペスの，後者が性器ヘルペスの原因になります．性器ヘルペスの場合には，単純ヘルペスウイルスは下半身の神経節にとどまり，潜伏します．そして何かのきっかけで再活性化され，症状の再発を引き起こしたり，ほかの人に感染したりします．性器ヘルペスに感染しても約 60％ の人は症状が出ないので気づきませんが，このような場合も，ウイルスの排泄を生じていることがあります．このため，無症状の母親（＝性器ヘルペス非感染者）と思われていた母体から出生した児に，単純ヘルペス感染が生じる恐れがあるのです．

> **新生児期のヘルペス脳炎**
>
> 新生児期のヘルペス脳炎の主症状は，発熱・哺乳不良・易刺激性・活気の低下・けいれんなどで，平均発症日齢は生後 11 日です．年長児以降では特徴的な水疱など皮膚所見は欠くことが多く，半数以上の症例では皮膚症状を認めません．

また，近年，生後数日で劇症肝炎様に発症する「全身播種型」が少なからず存在することが分かってきました．このため，生後数日に発症し，急速に進行する肝不全・DIC といった症状を見た時にも「単純ヘルペスでは？」と疑い，ウイルス学的検索を開始するとともに，アシクロビルの投与を併行して行うことが重要とされています．

〔文献〕木村　宏：単純ヘルペス脳炎診療ガイドライン．小児感染免疫 21:19-23, 2009
Elaine W. et al: Incidence of neonatal Herpes Simplex virus infections in the United States, 2006. Pediatrics 127: e1-e8, 2011

6 妊婦のHTLV-1抗体スクリーニングの意義と問題点は？

> 全国的に妊娠母体のHTLV-1の母体スクリーニングが行われています．HTLV-1陽性母体の場合，母乳を介して児に感染が成立することが知られており，母体がHTLV-1陽性か否かは重要な問題です．しかし，検査には感染の有無がはっきりと判断しにくい「判定保留」が多く，結果の解釈も難しい面があるようです．

　HTLV-1（ヒトT細胞白血病ウイルス）のスクリーニングは粒子凝集法（PA法）もしくは化学発光法（CLEIA法）で行われます．このスクリーニング検査で陽性となった場合，ウエスタンブロット法（WB法）を用いた確認検査が行われます．
　WB法で陽性／陰性の判断ができない場合（判定保留となった場合），PCR法によって，最終判断を下すことになりますが，これにはいくつかの問題があります．
(1) WB法での判定保留の頻度は感染者数の多い地域ではおおむね10%以下ですが，感染者率の少ない地域では20%以上にも上ります．
(2) 最終診断のPCR法は，保険適応外の検査です．

　妊婦のHTLV-1抗体保有率は，近年急激に低下しており，全国のWB平均陽性率は0.16%です．また，頻度の高い地域でもWB陽性率は1%台程度です．すなわち，WB法の判定保留が決して少なくない点が問題なのです．

HTLV-1キャリアの拡大

　HTLV-1キャリアは，以前は九州・沖縄地域など限られた地域に偏在していましたが，人口の流動により，全国（特に都市圏）に広がっています．
　また，キャリアの率は都市圏では多少低くても，人口が多いので，キャリア妊婦の実数は，九州 vs. 関東圏ではあまり差がなくなってきているのが現状です．HTLV-1の問題は，もはや一部地域の問題ではないのです．

蛇足ですが，妊婦のHTLV-1保有率の低下は望ましいことですが，はっきりした原因は分かっていません．おそらく，戦後の急速な母乳育児率の低下や母乳育児期間の短縮が影響しているでは，と推察されています．母乳育児率の低下は決して望ましいことではないのですが…

〔文献〕石塚賢治ら：HTLV-1キャリア外来の実態調査，臨床血液56(6): 666-672, 2015

HTLV-1感染の臨床経過

　HTLV-1に罹患しても95％のヒトは生涯，臨床症状を呈することはなく，キャリアとして過ごします．こう言ってしまうと，「そんなに症状の出る頻度が低いのならば，診断・予防に躍起にならなくても…」と思われるかもしれません．しかし，いったん発症すると，極めて重篤な疾患となりうるのです．
　ATL（成人T細胞白血病）は，HTLV-1感染者の約4-5％が障害に発症する，最も重要な疾患です．これは，末梢血に花びら様の異常リンパ球が出現し，全身の各種臓器に浸潤する悪性の血液腫瘍ですが，未だに有効な治療法がなく，血液腫瘍の中でも最も予後不良な疾患の1つです．
　HAM（HTLV-1関連脊髄炎）は，頻度は0.3％ですが，緩徐進行性で対称性の脊髄症で，歩行障害や膀胱・直腸障害などの症状を呈し，この疾患に関しても有効な治療法は確立されていません．
　HU（HTLV-1関連脊髄ブドウ膜炎）は，突発性の飛蚊症，霧視，軽度の視力低下などの症状を呈する病態で，治療反応性は良好ですが再発も多い疾患です．
　このように，いったん発症すると大変な病態であり，先天感染の予防が重要視されているのです．

7　HTLV-1 母子感染予防対策の問題点は？

> HTLV-1 は主として母乳を介して児に伝播すると考えられています．このため，母乳育児をあきらめ，人工乳栄養とすることで，児への感染率は下げることができると期待されます．しかし，母乳の良さは改めてここで述べる必要もありません．そこで…

　HTLV-1 の母子感染予防で明らかになっているのは以下の事柄です．
(1) 母子感染では 3 歳までに HTLV-1 抗体が陽性となる
(2) 長期間の母乳栄養での母子感染率は 15-20% である
(3) 人工乳栄養導入で母子感染率は 1/5-1/6 に低下する
(4) 人工乳でも 3% の児は母子感染が成立してしまう

　以上の点から明らかなことは，長期間の母乳栄養が HTLV-1 の母子感染の成立のリスクを高めるという事実です．そこで，短期間の母乳栄養なら，母乳の良さを生かしつつ，感染予防にも効果があるのでは？と考えられます．
　すなわち，出生後早期は，母体からの移行抗体が HTLV-1 の感染を防いでくれるので，児に感染が成立しない上に，初乳の良いところを与えることができるという「一石二鳥」の作戦です．
　しかし実際には，一旦，母乳育児を始めると，人工乳に切り替えることができない事例が少なくないため，結局「長期母乳になってしまい，感染が成立してしまった」例も存在するそうです．このため，HTLV-1 陽性母体に対する授乳法の選択は極めて難しい問題となります．一旦，授乳法を決定したらそれでおしまい！ではなく，選択した方法を継続するためにも行政・保健師などのサポートが重要となるのです．

8 CRPに診断的価値はあるのか？

> 個人的には，CRPは我々の診療になくてはならない検査と考えていますが，海外では，あまりCRPを使用しないと聞いたことがあります．海外を含めて，CRPの評価はどの程度あるのでしょうか？

　CRPは1930年に肺炎球菌感染患者の血清から初めて検出された，acute phase reactantの1つです．古い歴史が物語るように，最もよく調べられた検査値の1つと言っても過言ではありません．ただ，厄介なことに…CRPは急性細菌感染の重要な指標の1つですが，1950年代までに急性細菌感染症のみならず，ウイルスあるいは他の感染症，心筋梗塞・リウマチ性疾患・悪性腫瘍といった非感染性の病態でも，CRPが上昇することが判明しており，感染の特異的なマーカーではありません．

CRPは検査項目として有名ですが，その働きをご存じでしょうか？

- CRPは細菌リポ蛋白多糖体・細菌の細胞膜に含まれるホスホコリンに対するリガンドです．
- リガンドと結合したCRPは補体系に認識され，これを活性化し，貪食細胞による「貪食作用」を促進するとともに，「炎症性サイトカインの産生」を促します．
- CRPは組織障害に対して生じる急性期応答の1つであり，炎症性物質を中和して，障害を受けた組織の修復を促す役割も担っています．

　すなわち，CRPって検査値として意味があるだけじゃなく，ちゃんと仕事をしているのです！

CRPの産生機序をご存じでしょうか？

- CRPの産生は肝臓で行われますが，これは主としてIL-6によって誘導されています．
- CRPは胎盤を通過しないため，児の血中に存在するCRPは児自身が産生した

ものと考えられます．ただし，IL-6などの炎症性サイトカインは胎盤を通過するため，「児がCRPを産生している」ということは，必ずしも「児が感染している」ことを意味しません．
- 急性炎症における肝臓でのCRP産生率は数時間以内に増大し，1,000倍ものレベルに達しうるのです．
- 半減期は19時間と報告されています．

新生児の早発性敗血症におけるCRPの感度・特異度は，報告によって大きく異なりますが，これは検査時期をいつにするか？検査のカットオフ値をどこに置くか？などに大きく左右されます．

検査時期	感　度	特異度
感染を疑った時（初回検査）	約35%	約90%
初回検査の8-24時間後	約79%	約78%
初回検査の8-48時間後	約89%	約74%

この表を見ると，病初期には感度は低いが，その後，急上昇することがわかります．また，抗菌薬投与開始後24-48時間後，CRPを再検して，CRPの上昇が見られない場合，その陰性的中率は99%に達するとの報告もありますので，これらの点を理解して使用すれば，やはりCRPの診断的価値は高いと思います．

すなわち，感染を疑った場合，CRPをチェックするとともに，必要に応じて抗菌薬投与を開始する．そして，8-24時間後にCRPを再検し，本当に抗菌薬が必要か否かを判断する…といった使い方がベストかと思いますが，いかがでしょうか？

〔文献〕 Hofer N, et al: An update on the use of C-reactive protein in early-onset neonatal sepsis: current insights and new tasks. Neonatology 10: 25-36, 2011

9 外科手術後の CRP 上昇の意味は？

> 外科手術は，皮膚・臓器をメスで切ってつなぐわけで，感染のリスクが少なからずあることは間違いありません．そこで，術後に CRP が上昇すると「感染か？」と気になるのですが，CRP は「組織への侵襲」だけでも上昇することがあるため，その見極めが難しいところです．一体，どのように考えれば良いのでしょうか？

　術後の CRP 上昇に関するあるスタディによると，術後 CRP は一過性に上昇することが多いが，感染がない場合，CRP のピークは術後2日目で，3日目には低下傾向を示すとのことです．ちなみに，CRP の産生を促す IL-6 のピークは手術翌日だそうですので，納得できる経過ですね．

　なお，術後のCRP上昇の程度は，手術の侵襲の大きさと強い関係があるようです．すなわち，PDA 結紮術など侵襲性の低い手術ではその上昇幅は少なく，横隔膜ヘルニア・食道閉鎖症など大きな手術は CRP の上昇幅も大きいということです．

　手術ごとの，術後の CRP 上昇幅を事前に把握しておけば，これは術後の非感染性の CRP 上昇か？それとも，これは感染も絡んでいるのでは？といった判断ができそうですね．

　また，術後3日目になって，まだCRPが上昇傾向をとっていれば，これは感染だ！と考えるべきです．

　以上，参考にしていただければ…

〔文献〕Nguyen-Vermillion A, et al: The time-course of C-reactive protein and inflammatory mediators after neonatal surgery. J Pediatr 159: 121-126, 2011

10 早産児の敗血症に対する免疫グロブリンの是非は？

敗血症などの重症感染症は，今なお，早産児の生死を分ける重要問題の1つです．重症感染症の治療の主役はもちろん抗菌薬ですが，免疫グロブリンも重要な位置を占めている…と考えている新生児科医は多いと思います．さて，この免疫グロブリンの使用に関する海外の評価はどうなっているのでしょうか？

　母体からの免疫グロブリンは主として妊娠32週以降に胎児に移行するため，それより早い時期に出生した早産児は，わずかな量の免疫グロブリンしか保有していません．このため，免疫グロブリンを投与して，IgG値を上昇させることは，感染予防・感染の鎮静化に役立つはず，と誰しも考えます．このため，それを証明しようとしたスタディは決して少なくないのですが，その効果をはっきりと示したものはありません．このため，現時点では，新生児敗血症に対して一律に免疫グロブリンを投与することは推奨されていません．

　しかし，これまで行われたスタディにはいくつかの問題があります．敗血症の確定診断は，血液培養陽性によってのみ診断されます．すなわち，血液培養陽性となる前に抗菌薬が投与されたような早期治療例はこれらのスタディでは除外されてしまっているのです．一方，我々の常識からすると，早産児で感染症を疑った場合，培養の結果を待たずに，抗菌薬や免疫グロブリンの投与を開始するのが一般的ではないでしょうか？そう考えると，遅きに失した症例ばかり集めて，効果がないと言っても…という感がないわけではありません．

　RCTは重要ですが，RCTで

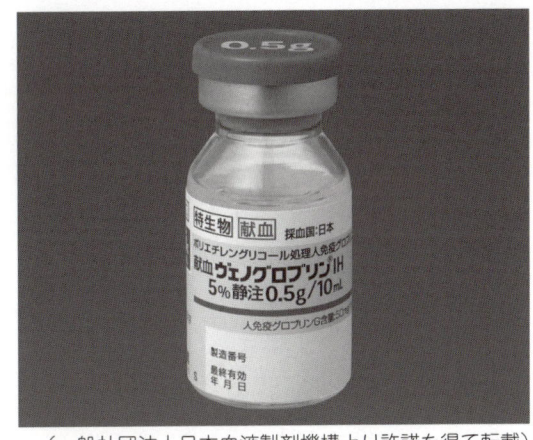

（一般社団法人日本血液製剤機構より許諾を得て転載）

は突き止められない事象もたくさんある…ということを実感する例でもあります．

　低ガンマグロブリン血症を有する患者に対して免疫グロブリン製剤を投与すること（＝免疫グロブリン補充療法）の効果は広く認められています〔Ballow M: Immunol Res 38:122-132, 2007〕．このことを考えると，やっぱり低ガンマグロブリン状態にある早産児には免疫グロブリン製剤が有効では，との期待感が減ることはありません．

　貴方は，早産児で敗血症を疑った際に，免疫グロブリン製剤を使用しますか？

〔文献〕　Ohlsson A, et al: Intravenous immunoglobulin for preventing infection in preterm and/or low birth weight infants. Cochrane Database Syst Rev 2; 7: CD000361, 2013

　　　　The INIS Collaborative Group: Treatment of neonatal sepsis with intravenous immune globulin. N Engl J Med 365: 1201-1211, 2011

11 母乳の栄養成分の不思議

早産児の栄養を考える上で,近年「アミノ酸」の重要性が強調されています.しかし,一方で,「母乳」の重要性は疑うべくもありませんが,母乳に含まれる蛋白質が極めて少ない…ということをご存じですか?

母乳に含まれるカロリーの約50%は脂質で,炭水化物が40%を占めています.すなわち,蛋白質は10%にも満たないのです.その上,母乳に含まれる蛋白質は2つに大別することができます.

母乳に含まれる蛋白質	
ホエイ蛋白	機能性蛋白質
カゼイン	栄養素

ホエイ蛋白:カゼイン比は,初乳では9:1>成乳では6:4>授乳後期には5:5となっていきます.つまり,栄養素としての蛋白質は母乳に含まれる蛋白質のうち半分にも満たないのです.

早産児には蛋白質が沢山必要だけど,成熟児には少しあれば良い…というのは,何か不思議な気がしませんか?

ホエイ蛋白とは?

ホエイ蛋白質	機能
αラクトアルブミン	乳糖産生を調節,抗菌作用
ラクトフェリン	鉄の輸送・吸収,免疫調整作用
分泌型 IgA	感染防御
酵素	消化を助ける,抗菌作用
ホルモン	プロラクチン・オキシトシン,甲状腺ホルモンなど
成長因子	上皮成長因子・神経成長因子・IGF-1 など

ホエイ蛋白とは,カロリーにはならないけれど,重要な機能を有する蛋白質なのです.

12 母体に含まれるカゼインの特徴は？

> 母乳に含まれる蛋白質のうち，エネルギー源として最も重要なのがカゼインです．その特徴，長所・短所についてご存じですか？

　母乳に含まれる蛋白質，とりわけ栄養素としての蛋白質は少ない…と書きましたが，その栄養素としての蛋白質の主成分が「カゼイン」です．

　カゼインはセリン残基にリン酸が結合したリン蛋白質で，マイナスの電荷を帯びています．このため，カルシウムなどの陽イオンと結びつきやすい性質を持っています．また，カゼインは，水に溶けない油性成分（疎水性成分 hydrophobic）が外に面して，集まりやすい性質があり，このため，小さな粒子（ミセル：micelle）として，存在しています．このミセルを形成する際に，他の不溶性の物質を取り込み，長期間安定した状態を保つ働きをします．これは，母乳中に含まれるカルシウムを安定した形で，効率よく吸収することにも役立っているのです．

　カゼインはこのように，栄養価の高い蛋白質であるだけでなく，カルシウムの吸収を助ける性質もあり，乳幼児のみではなく，ヒトにとって重要な蛋白質と考えられており，種々の栄養補助剤にも添加されています．

　ところで，カゼインの短所ですが，それはカゼインが牛乳アレルギーの原因となる主たる物質であるため，母乳栄養児にもアレルギーが起こりうる点です．

母乳の牛乳アレルギー

　母乳でも牛乳アレルギーを起こす子がいる…というのは，皆さんにも経験があると思いますが，母乳栄養中は大丈夫だったのに，牛乳を飲み始めるとアレルギーを発症するという子が多いのもまた事実です．カゼインは牛乳だけではなく母乳にも含まれているのに，なぜ，こんなことが起こるのでしょうか？

　それは…カゼインは単一の物質ではなく，$\alpha \cdot \beta \cdot \kappa$ という3つのカゼインの混合物で構成されていますが，アレルギーの原因となるのは α-カゼインという物質です．母乳に含まれる α-カゼインの含有量は牛乳より少ないため（と言っても含まれていないわけではありません），牛乳に比べると，アレルギーは起こしにくいのです．

13 母体に含まれる乳糖の特徴は？

母乳に含まれる炭水化物の代表が乳糖です．乳糖の特徴をご存じですか？

　乳糖は，母乳のみならず，牛乳など哺乳類の乳汁の主な炭水化物です．乳糖（ラクトース）はガラクトースとグルコースから成る二糖類で，甘みはショ糖の 0.4 倍と，甘みの少ないことも特徴の 1 つです．

　乳児期は乳糖分解酵素（ラクターゼ）によって乳糖の消化が行われるのですが，ラクターゼ活性は成長するに従って低下するため，成人では乳糖が分解できず乳糖不耐症を引き起こす人が増えてきます．乳糖を分解できないと，吸収されないので，糞便に含まれる乳糖が増え，浸透圧が高くなり，便中に水分が引き込まれ，下痢となります．また，腸内細菌が乳糖を発酵し，乳酸・二酸化炭素・水素・メタンを産生するので，お腹が張り，痛む…という機序です．これらは，普通の赤ちゃんには関係のない話ですが…

　ちなみに，乳糖は医薬品の賦形剤・倍散剤として，しばしば利用されています．整腸作用があるなどという人もいますが，これに関してはヒトでの有効性については信頼できるデータはないそうです．

　さて最近，痛みケアのために「ショ糖」を口に含むというケアが広がっています．ここでは，ディベロップメンタルケアとしての，効果について議論するつもりはありませんが…「ショ糖は乳糖より 2.5 倍甘い」ことだけは指摘しておきたいと思います．

〔文献〕菅原二三男（監訳）：第 3 版マクマリー生物有機化学（生化学編），p737，丸善出版，2010

14 母乳とビフィズス菌との深い関係?

母乳の効用の1つに,「母乳栄養児の腸を占める常在菌の多くがビフィズス菌である」という事実が挙げられます.では,母乳とビフィズス菌の間にはどんな関係があるのでしょうか?

　母乳に含まれる機能性蛋白には,ビフィズス菌を育てる働きのある物質が多く含まれます.以下がその代表です.
(1) ラクトフェリン:大腸内のビフィズス菌を増やし,腸内バランスを調整する
(2) オリゴ糖:ビフィズス菌の餌になると言われ,ビフィズス菌を増やす

　ビフィズス菌が母乳とは切っても切れない関係にあることを示すエピソードが1つあります.ビフィズス菌は,1899年に発見されたのですが,それは,母乳を飲んでいる赤ちゃんの糞便から発見されたのです.一般に,出生直後の赤ちゃんの腸管には,菌が全く生息していませんが,1週間後には赤ちゃんの腸内のほとんどがビフィズス菌に占められます.しかしその後,離乳がはじまる時期から徐々に減りはじめ,老年期には加齢と共にさらに減少してしまいます.
　では,なぜビフィズス菌が体に良いのでしょうか?それは,ビフィズス菌が乳酸や酢酸といった有機酸を生成し,病原菌の増殖を抑制し,腸内環境を整える働きによると考えられているからです.

ビフィズス菌

	作　用
腸内細菌叢の維持	・有害な細菌の生育を抑制する ・腸の運動を調整し,下痢・便秘を防ぐ抗ウイルス作用を有する
生活習慣病の予防	・コレステロールを下げる ・血圧を下げる ・癌の予防
免疫調整	・アトピー性皮膚炎の改善 ・花粉症の予防や改善

15 母乳にも多く含まれるオリゴ糖とは？

母乳に含まれる炭水化物の中にオリゴ糖があります．オリゴ糖は，最近健康補助食品としても非常に注目されている物質ですので，耳にしたことがあるかと思います．オリゴ糖はなぜ，そんなに重要なのでしょうか？

　オリゴ糖は，単糖が数個結合したもので，少糖類とも呼ばれます．なぜ，オリゴ糖が重要か，一言でいうと，オリゴ糖はビフィズス菌の栄養素となり，その繁殖を促すからです．
　さて，ビフィズス菌ですが，これは嫌気性菌であり，酸素が多い小腸では成育できず，酸素の届かない大腸にしか生息できません．このため，普通の栄養素は，小腸あたりで吸収されてしまいますから，ビフィズス菌の栄養源とはならないのです．
　一方，オリゴ糖はというと，難消化吸収性ゆえに，胃や小腸の消化液・消化酵素によって分解されないので，消化されずそのままの形で，大腸まで運ばれます．そして，そこでビフィズス菌の栄養源となり，その繁殖を促すことになるのです．

　オリゴ糖の代表的なものの1つがガラクトオリゴ糖です．ガラクトオリゴ糖は，工業的には乳糖を原料として，乳糖分解酵素（β-ガラクトシダーゼ）による転移反応を利用して生産されています．主な成分は乳糖の非還元末端にガラクトースが1つ結合した3糖の4'-ガラクトシルラクトース（4'-GL）です．この4'-GLはヒト母乳や牛乳中にも天然物質として含まれている糖質なのです．
　これまでに，ガラクトオリゴ糖には腸内細菌によってエネルギーとして利用される働き・腸内菌叢改善作用・便性改善・ミネラル吸収促進などの機能があることが明らかにされています．また，ガラクトオリゴ糖は熱や酸に強く，調理や保存中に壊れたり変化したりすることが少ないため，様々な食品に広く利用されているのです．

〔文献〕McGuire MK, et al: Human milk: mother nature's prototypical probiotic food? Adv Nutr 6(1): 112-123, 2015
　　　　Musilova S, et al: Beneficial effects of human milk oligosaccharides on gut microbiota. Benef Microbes 5(3): 273-283, 2014

16 母体の栄養状況と母乳の脂質成分の関係は？

ω-3系脂肪酸と言われてもピンとこないかもしれませんが，DHA，EPAと言われると，あの頭が良くなる脂肪酸？目が良くなる脂肪酸？とご理解いただけるかと思います．日本人の母乳は，これらω-3系脂肪酸が豊富だと言われてきましたが，これは，日本人の魚介類の摂取量が多いためです．しかし近年，魚を食べるのは骨があるので面倒くさい…魚を調理すると部屋に匂いがこもって大変…といった理由もあって，日本人の魚の摂取量は減少しつつあります．では，お母さんの魚の摂取量と，母乳のω-3系脂肪酸含有量にはどの程度関連があるのでしょうか？

ヒトの脳の脂肪酸の10%がDHAであること，神経系のシナプスを形成するリン脂質の35%がDHAであること，網膜も多量のDHAから成っていることなどから，DHAは脳の構成要素として重要だと考えられます．そして，DHA欠乏状態では，神経系に含まれるDHA量が著しく減少することが，ヒトにおける観察研究及び動物実験で証明されています．

そこで，気になる母親が摂取する脂質の種類と母乳に含まれる脂質の関係ですが，以下のような報告があります．

- 授乳婦の食事中の油脂の成分を変えると，2-3日後には母乳中の脂肪酸の成分が大きく変化する
- ベジタリアンの母親から出る母乳中のDHA量は＜0.1%と少ない
- 平均的な欧米人のDHA量は0.2-0.4%だが，魚を多く食べるノルウェー・デンマーク・日本人では＞0.8%と多い
- 北アメリカにおいても，昔に比べると近年，魚の摂取量の減少に伴って母乳に含まれるω-3系脂肪酸の含有量は大きく減ってきている

これらの報告に基づくと，授乳婦は気を付けて，日々，魚を摂らないと，母乳にω-3系脂肪酸が多いとは言えないのです．数日間，植物性油脂しか摂取しない日が続いただけでも，母乳の成分が変化するというのは，驚きですが，日々の食事が

大切ということを是非，啓蒙してください．

〔文献〕Bourlieu C, et al: Structure-function relationship of the milk fat globule. Curr Opin Clin Nutr Metab Care 18(2):118-127, 2015

Innis AM: Impact of maternal diet on human milk composition and neurological development of infants. Am J Clin Nutr 99(suppl):734S-741S, 2014

Innis SM: Human milk:maternal dietary lipids and infant development. Pro Nutr Soc 66: 397-404, 2007

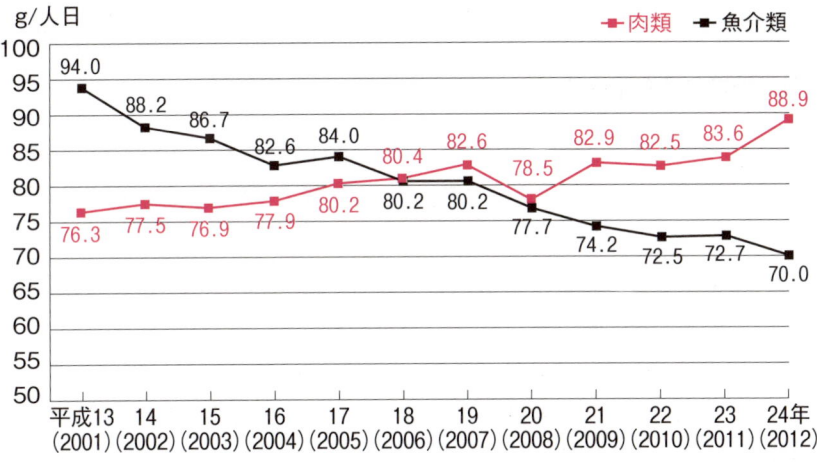

「国民健康・栄養調査報告」（平成24年）より

17 母体の免疫作用

> 母乳は腐りにくい…とか，母乳を飲んでいる子は感染症にかかりにくい…といったことが知られています．その科学的根拠は？

　母乳は，もちろん赤ちゃんにとって最も重要な栄養分ですが，その中には「免疫」に重要なものも沢山詰まっています．ここでは，母乳の免疫作用についてまとめてみましょう．

母乳に含まれる細胞成分

- 母乳に含まれる細胞成分のほとんどが白血球で，その90％が貪食細胞です．貪食細胞とは，病原菌を食べる細胞という意味で，免疫系の最初の応答を司る極めて即効性の高い細胞です．
- 母乳に含まれる白血球の10％弱がリンパ球ですが，これも重要な働きを持っています．元来，腸管はリンパ球に富む組織で，ヒトの腸管は全身のリンパ組織の70％を占めるとも言われます．これは，腸管内では，細菌が多数存在しており，リンパ球や貪食細胞が共存することで，細菌の制御をしていると考えれば，理解しやすいかと思います．加えて，新生児のリンパ球は未熟なので，児が自ら産生するリンパ球の働きは十分ではありません．そこで，母乳でもたらされる「活性型リンパ球」が重要な役割を果たしているのです．たとえば，腸管内に細菌が侵入してきたとき，通常であれば，Bリンパ球がIgAを分泌し，

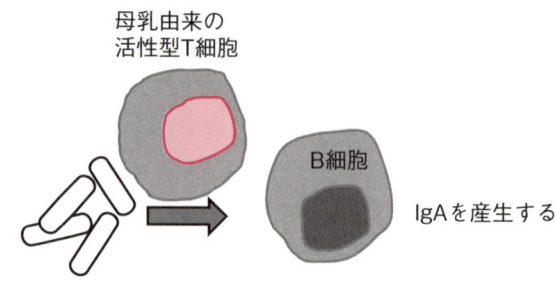

その防御に当たりますが，これには活性型Tリンパ球の働きも欠かせません．しかし新生児のT細胞は未熟なために，B細胞は十分なIgAを産生することができません．しかし，こんなとき，母乳から活性型T細胞がもたらされると，その働きによってB細胞からのIgA産生が促進されるのです．

母乳に含まれる免疫賦活物質

母乳には多くの免疫調整因子が含まれています．その代表的なものを表に載せました．その作用は，ビフィズス菌を増やし，腸内細菌叢を整えるもの（ラクトフェリン・オリゴ糖など）から，直接，免疫応答に関与するもの（分泌型IgA・補体など）まで多岐にわたります．

母乳に含まれる免疫調整因子	
ラクトフェリン	補体
リゾチーム	ムチン
フィブロネクチン	オリゴ糖
分泌型IgA	

このような母乳成分を考えると，母乳は免疫作用に優れている…と言われるのも納得です．

〔文献〕Andreas NJ, et al: Human breast milk: A review on its composition and bioactivity. Early Hum Dev 91(11):629-635, 2015

Rogier EW, et al: Lessons from mother: Long-term impact of antibodies in breast milk on the gut microbiota and intestinal immune system of breastfed offspring. Gut Microbes 5(5):663-668, 2014

18 母体のストレスは児の精神障害を招く？

近年，心理学・脳科学の分野では，妊娠中の母体のストレスは，出生する児の精神活動に長期わたって影響するという話が常識となりつつあります．母体のストレスが，どうやって，生まれてくる子どもの精神機能に影響するのでしょうか？

- 妊娠中に強いストレスを受けた母体から出生した子どもは発達障害のリスクが高く，恐怖心が強い．
  〔Bergman K, et al: J Am Acad Child Adolesc Psychiatry 46: 1454-1463, 2007〕
- ヒト妊婦の急性のストレスは出生する児の精神分裂病の発症と強い相関をもつ．
  〔Malaspina D, et al: BMC Psychiatry 8: 71, 2008〕

といったことが，認知科学の世界では常識となりつつあるそうです．でも，お母

子宮内発育不全・ストレスの多い母体の HPA axis

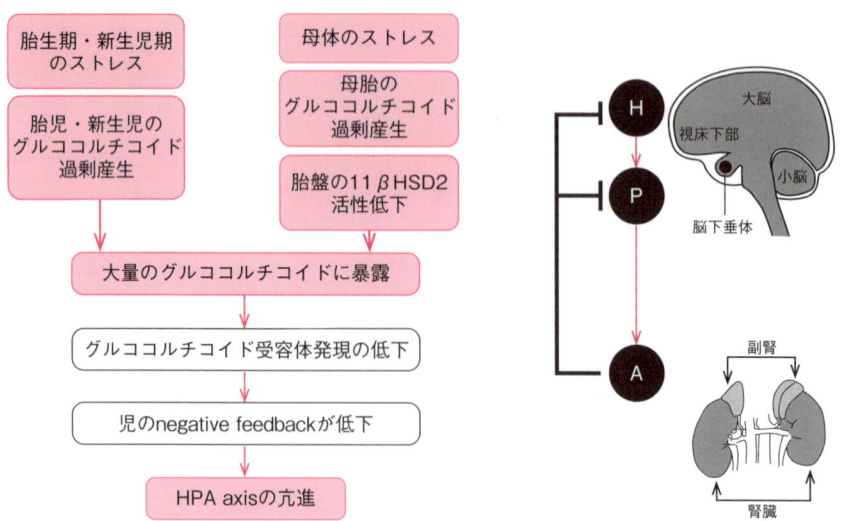

さんの気持ちが，胎児に伝わる？お母さんの不安感が胎児の精神機能に影響を与える？そんなことがあるかなぁ？というのが，正直なところではないでしょうか？

　しかし近年，動物実験によって，母体のストレスは，ストレスホルモンとなって胎盤を伝わり，このストレスホルモンの多寡が胎児の脳の構造にまで影響を与えることが分かってきたのです．ストレスホルモンの中で，最もよく研究されているのが，副腎皮質ホルモン（特にコルチゾール）です．

　コルチゾールは，胎盤の酵素11βHSD2が不活化（コルチゾンに変換）してしまうため，たとえ母体のコルチゾールが過剰になっても，さほど多くは胎盤を通過しないはずでは？という意見もあるかもしれません．しかし，ストレスの強い母体の胎盤の11βHSD2が低値であるという報告があり，これによって，ストレスの強い母体内にいる胎児は，コルチゾールの曝露を受けやすいことが説明されます．そして，胎児期に大量のコルチゾールに曝露されると，グルココルチコイド受容体の発現低下が生じ，その結果，negative feedback がかかりにくくなり，HPA axis(視床下部・脳下垂体・副腎系)の亢進が生じるのだと考えられています．

　母体のストレスを胎児に伝えるのは，内分泌系の応答が関与している可能性が高い…という近年の考えを理解していただけましたでしょうか？

〔文献〕Bergman K, et al: Maternal stress during pregnancy predicts cognitive ability and fearfulness in infancy. J Am Acad Child Adolesc Psychiatry 46: 1454-1463, 2007

Malaspina D, et al: Acute maternal stress in pregnancy and schizophrenia in offspring: a cohort prospective study. BMC Psychiatry 8: 71, 2008

Weinstock M: The potential influence of maternal stress hormones on development and mental health of the offspring. Brain Behav Immun 19: 296-308, 2005

Welberg LA, et al: Chronic maternal stress inhibits the capacity to up-regulate placental 11beta-hydroxysteroid dehydrogenase type 2 activity. J Endocrinol 186(3): R7-R12, 2005

19 副腎皮質ホルモンはどうやって，脳に影響するの！？

> 母体からストレスによって分泌される副腎皮質ホルモンが，胎児の脳に影響すると書きましたが，そもそも，副腎皮質ホルモンはどのように脳に影響するのでしょうか？

「生後早期のデキサメタゾン投与が脳性麻痺のリスクを増やす」「ステロイドを多量に使用しているネフローゼ症候群や，白血病などの患者さんの精神状態に変化が生じた…」なんて，ことを見聞きした経験はありませんか？

このように，副腎皮質ホルモンは脳の働きに大きな影響を与えているのです．例えば，記憶に関する脳の働きは，以下のように説明できます．

ストレスホルモンが記憶に及ぼす影響

- 感情の喚起を引き起こすような経験をすると，エピネフリン・グルココルチコイド（糖質コルチコイド）の分泌が促進されます．
- これらのストレスホルモンの作用によって，扁桃体で「記憶すべき情報の選択」がなされます．
- その後「記憶すべき情報」が，海馬・前頭野・尾状核などに送られ，これらの部位で記憶されます．

ストレスホルモンと長期の記憶

- 私たちは日々新たな経験をし，これを記憶します．この記憶するという働きをエピネフリン・グルココルチコイドといったストレスホルモンが促進するということは，すでに説明しました．
- しかし，私たちの記憶力には限界がありますので，大切なことを覚えておくためには，「重要な記憶は忘れずに，記憶を回復させ覚えておく力」と「余計なことは忘れる力」の2つの力が必要です．ストレスホルモンは，前者を抑制し，後者を促進するといわれています．

すなわち，グルココルチコイドなどのストレスホルモンは，記憶を促進するとともに，忘れることも促進するのです．そこで，グルココルチコイド（コルチゾールなど）に過剰に曝露されると，忘れる作用が強く出る（＝記憶力が悪い，知能が低い）といった影響が出る可能性があることも想像に難くないと思います．

　動物実験では，出生前にストレスを受けたラットや，グルココルチコイドに過剰に曝露されると，海馬が小さくなり，神経細胞数の減少・シナプス結合の減少が見られるといった報告があります．グルココルチコイドが脳の構造・機能に影響するという事象には，病理学的な根拠もあるのです．

ストレスホルモンと記憶の関わり（グルココルチコイド・エピネフリンの作用）

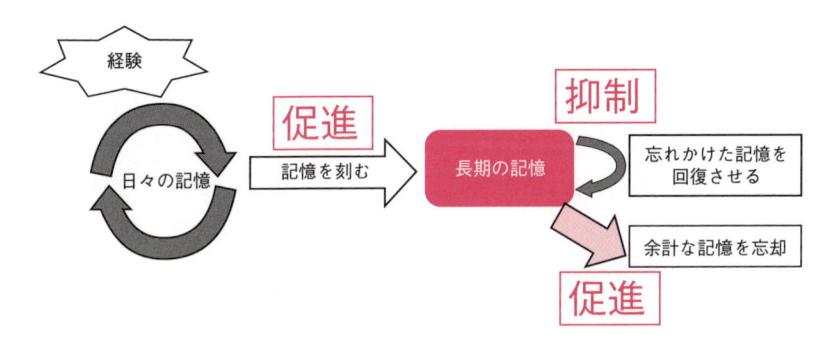

グルココルチコイド・エピネフリンは記憶を促進するが，それを忘却させる働きもある．

〔文献〕Cerqueira JJ, et al: The stressed prefrontal cortex. Left? Right! Brain Behav Immun 22: 630-638, 2008

　　　　de Quervain DJ, et al: Glucocorticoids and the regulation of memory in health and disease. Front Neuroendocrinol 30: 358-370, 2009

20 ビタミンD欠乏性くる病が増えている！

栄養失調・ビタミンD不足なんて…これだけ豊かな日本なのに，なぜ？って感じですが，新聞などでも盛んに報道されていますし，小児内分泌科医の実感としても「増えている！」のは間違いありません．一体，日本の育児の何が問題なのでしょうか？

衣服をまとわず，日々多量の日光を受ける，そんな先祖と同じ生活を続けているアフリカ人では，ビタミンD血中濃度は，乳児のすべてのビタミンDの必要量を賄うに足るだけの高濃度だそうです．しかし，我々は，アフリカの赤道の高地に居住してはいませんし，皮膚の大部分を一日の大半，太陽光に露出している訳でもありません．ビタミンD不足は現代人に共通の悩みとなっています．そこで，乳児に限らず，すべてのヒトは，積極的にビタミンD不足にならないよう努力する必要があるのですが，とりわけ，骨の形成が盛んな乳幼児にはビタミンDがより一層重要です．乳児のビタミンDの必要量は以下の考えに基づいて決められています．

健康な母体から出る母乳中のビタミンDの含有量は0.6-3.0μg/Lです．適度な日照を受けている母乳栄養児は健康であると仮定し，乳児の1日の哺乳量の平均値を0.78Lとすると，0.47-2.34μg/日の摂取で健康が維持できるということになり，表（次頁）の目安量が示す2.5μg/日となるのです．

ここでの適度な日照とは，顔だけなら週2時間の日照を受けること，顔と手足ならば週30分間の日照を受けることをいいます．つまり，乳児にとって，1日5分間程度の日光浴は必要だということです．

また，健康な母体と書きましたが，これは，ビタミンDを適量摂取し，適度な日光照射も受けている母体を意味します．

日照を受ける機会が少なく，もっぱら母乳で育った乳児，特に母体がビタミンDを適切に摂取せず，また日光浴も不十分である場合，乳児のくる病の危険が著しく高くなるのです．

近年，日光照射は皮膚がんのリスクを増す…日焼けは美容に悪い…といった理由

から，日光浴をさける母親が少なくありません．もちろん，真っ黒に日焼けしろとは言いませんが，子どもの健康のために，適度な日照は必要という考えを広める必要があります．

ビタミンDの摂取基準

（μg/日）

年　齢	目安量	耐容上限量
0-5か月	2.5（5.0）	25
6-11か月	5.0	25
1-2歳	2.5	25
3-5歳	2.5	30
6-7歳	2.5	30
8-9歳	3.0	35
10-11歳	3.5	35
12-14歳	3.5	45
15-17歳	4.5	50
18-29歳	5.5	50
30-49歳	5.5	50
50-69歳	5.5	50
70歳以上	5.5	50
妊婦（付加量）	+1.5	
授乳婦（付加量）	+2.5	

・食事摂取基準は男女別になっているが，ビタミンDに関しては差がないので1つの表にした．
・乳児期については適度な日照を受ける環境にある乳児の目安量を表し，（　）内は日照を受ける機会が少ない乳児の目安量を表す．

（日本人の食事摂取基準2010年版から抜粋）

〔文献〕 Roth KS, et al: Disorders of calcium, phosphate, and bone metabolism. In Sarafoglou K (Eds.) *Pediatric endocrinology and inborn errors of metabolism*, pp.651-652, McGraw-Hill, 2009

21 ビタミンDを多く含む食品・ほとんど含んでいない食品とは！？

> ビタミンDの摂取が重要という話をしましたが，それでは，ビタミンDを多く含む食品，ビタミンD含有の少ない食品，きちんと指導できますか？

　ビタミンDを含む食品はかなり有名なので，ご存じの方も多いと思います．魚類・きのこ類がその代表です．一方で，ビタミンD含有量の少ない食品って，あまり意識することがないのですが…穀類・豆類・牛肉・牛乳など，我々日本人がついついこれだけで済ませがちな食品なのです．すなわち，具なしおにぎり・牛丼・パン・インスタントラーメンなど，手軽にお腹を膨らませてくれる食事は，要注意です！

ビタミンD含有の多い食品	しらす干し，きくらげ，いわし，さけ，さんま，いくら，干し椎茸，うなぎ
ビタミンD含有の少ない食品	インスタントラーメン，パン，豆類，豆乳，グリーンピース，牛肉

各種食品に含まれるビタミンD量

	食品	ビタミンD (μg/100g)
魚類	イカナゴ（生）	15.0
	丸干し	7.4
	しらす干し	10.0
	サケ	19.2
	ウナギの蒲焼	19.0
	サンマ	11.4
	ヒラメ	10.8
	カレイ	7.8
獣鳥肉	牛	0.0
	豚ロース	0.8
	合鴨	3.5
鶏卵	全卵	3.0
	卵黄	8.1
	卵白	0.0
乳類	牛乳	0.0
	バター	0.6
きのこ	椎茸（生）	2.2
	干し椎茸	16.0
	きくらげ	4.4
	えのきだけ	1.3

22 日焼け止めとビタミンDの関係は！？

日光照射がビタミンDのために重要と言われても，日焼けが気になる…という貴方！ビタミンD産生に重要な紫外線の成分，それに対する日焼け止めとの関わり，ご存じですか？

UVA(紫外線A波)とUVB(紫外線B波)の違い

- UVAは，地表に届く全紫外線のうち約95％を占めます．UVAはエネルギーは弱いが，照射量が多く，波長が長いために真皮まで達するので，皮膚に与える影響は深刻です．UVAを浴びた肌は弾力を失い，シワやたるみといった肌の老化現象を引き起こすとともに，メラニン色素の合成を増やし，シミの原因ともなります．すなわち，紫外線によって生じるシミ，シワ，たるみは「光老化」と呼ばれますが，これらの多くはUVAの仕業と言えます．なお，UVAは雲や窓ガラスを通過するため，屋内にいても日焼けする可能性があります．
- UVBは，全紫外線の約5％を占めます．波長が短いため，主として皮膚表面で吸収されてしまい，真皮層まで達することはほとんどありませんが，UVAより強いエネルギーを持っているのが特徴です．浴びたUVBは表皮に影響を与え，細胞を損傷して火傷を起こしたり，日焼けを起こしたり，シミやソバカスの原因にもなります．UVBの重要な点は，表皮に影響を及ぼすだけでなく，主として細胞の核に吸収され，DNAに傷をつけることで皮膚がんを引き起こし得る点です．
なお，プロビタミンDをビタミンDに変換するにはUVBのエネルギーが必要です．

日焼け止めのSPFとPAの違い

- PA（Protection Grade of UVA）はUVAを防ぐ効果を表します．「＋」によって4段階で表示され，「＋；防御効果がある」～「＋＋＋＋；防御効果がきわめて高い」まで分類されているそうです．
- SPF（Sun Protection Factor）はUVBを防ぐ指標で，紫外線防御係数ま

たはサンケア係数と呼ばれます．SPF10 は「日焼け止めを塗っていないときに比べて，UVB が皮膚に届く量を 10 分の 1 にする」という意味だそうです．

ビタミン D の産生には効果があるが，皮膚がんにはなりにくい…そんな紫外線があれば良いのになぁと思って調べてみましたが，そんなに都合の良い紫外線はなく，また，都合の良い日焼け止めもないようです．
　重要なポイントは…
- SPF 値の高い日焼け止めを使用しながら日光浴をしても，ビタミン D 合成のために日光浴をしていることにはならない
- UVB は窓ガラスを通らないので，ビタミン D 合成のためには，屋外で直射日光を受けないと意味がない

ということです．

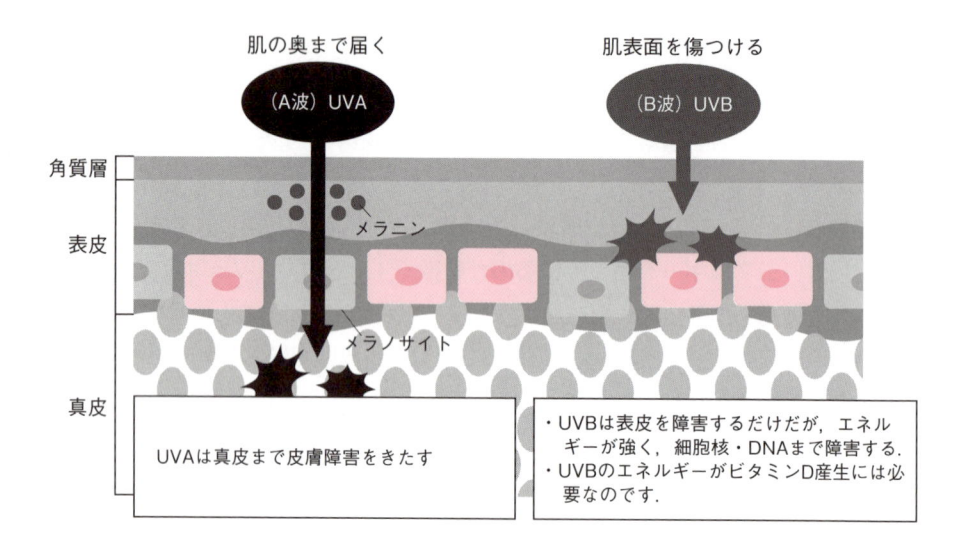

肌の奥まで届く	肌表面を傷つける
（A波）UVA	（B波）UVB

角質層
表皮
　メラニン
　メラノサイト
真皮

UVA は真皮まで皮膚障害をきたす

・UVB は表皮を障害するだけだが，エネルギーが強く，細胞核・DNA まで障害する．
・UVB のエネルギーがビタミン D 産生には必要なのです．

〔文献〕環境省：紫外線環境保健マニュアル（http://www.env.go.jp/chemi/uv/uv_pdf/full.pdf），2008

23 母体の甲状腺機能異常が胎児に与える影響は？

近年，周産期管理の進歩に伴い，合併症を持った妊婦から出生する児が増えました．もちろん，種々の合併症を持った女性が妊娠・出産できるようになったことは喜ぶべきことですが，そのようなお子さんには，特別な注意を要することがしばしばあります．ここでは，甲状腺疾患を有する母体から出生する児を診るときのポイントについて考えてみましょう．

母体が甲状腺疾患を有する場合，胎児への影響を考える上で，以下のものが重要です．

母体の甲状腺機能

- 妊娠初期の母体の甲状腺機能低下症は，胎児の脳の発達に影響する可能性があると言われています（反対意見もありますが…）．
- 胎盤を介する甲状腺ホルモンの移行はさほど多くはないので，よほどコントロールが悪くない限り，母体の甲状腺ホルモンが直接児に影響することはないと考えられますが，母体の甲状腺機能亢進が著しい場合には，胎児も甲状腺機能亢進状態になり発達障害の原因となりうるとともに，胎児の甲状腺ホルモン合成を抑制し，出生後，甲状腺機能低下症に陥るリスクがあります．

母体の自己抗体

- 母体の甲状腺関連抗体は胎児に移行します．このため，胎児の甲状腺機能は移行してきた自己抗体に影響されます．とりわけ，自己抗体の抗体価が高いときには要注意です．
- 移行抗体の影響は数週間程度で軽減していくことにも注意が必要です．
- 母体が，外科治療や放射線治療を受けて寛解している場合，母体の甲状腺機能に異常はなくても，自己抗体が高値であることがあるので，病歴（治療歴）の聴取が重要です．

母体が受けている治療

▶ 甲状腺機能亢進症の母体に投与される「抗甲状腺薬」はヨウ素を含めて，すべて胎盤を通過します．このため，薬物治療中の甲状腺機能亢進症母体児は，生後数日の間，薬剤の影響で，甲状腺機能低下症に陥ることがあります．そして，抗甲状腺薬の影響が消失するころから，自己抗体の影響で甲状腺機能亢進症に転ずることが少なくないので，その点に注意が必要です．
▶ 母体が甲状腺薬（チラーヂンS®）のみ内服している場合，先ほども書いたように，胎盤を介する甲状腺ホルモンの移行はさほど多くはないので，通常問題とはなりません．

以上が，母体甲状腺疾患を有する場合の管理のポイントです．参考にしていただければ，幸いです．

抗甲状腺薬と抗甲状腺抗体の児への影響

抗甲状腺薬など

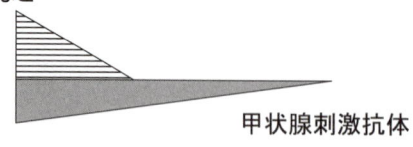

甲状腺刺激抗体

抗甲状腺薬と甲状腺刺激抗体の作用・持続期間を模式的に示すと上図のようになる．
そこで… 両者の作用を合わせると以下のようになる．

甲状腺機能低下症状

甲状腺機能亢進症状

すなわち，出生後まもなくは機能低下症状がみられるが，その後，機能亢進症状が出現してくる．

〔文献〕河井昌彦：新生児医学，p388，金芳堂，2015
　　　　森昌朋（編）：妊娠と甲状腺機能異常症，メディカルレビュー社，2013

24　母体のヨウ素過剰摂取が胎児・出生児の甲状腺機能低下症を招く！

ヨウ素は甲状腺ホルモン合成に必須の栄養素であり，甲状腺ホルモンの主要な構成成分の1つです．海外の論文では，母体のヨウ素欠乏が児の甲状腺機能低下症を招くとか，母体にヨウ素を投与する介入試験を行ったら，児の甲状腺機能低下症が減少し，児の発達予後が改善した，なんてのも多数見かけます．なのに，なぜ？？？

　ヨウ素は確かに甲状腺ホルモンの重要な構成成分で，サイロキシン（T4）にはヨウ素4分子が，トリヨードサイロニン（T3）にはヨウ素3分子が含まれます．このため，ヨウ素欠乏は甲状腺機能低下症の重要な原因の1つです．しかし，このように重要な物質でありながら，過剰なヨウ素は，甲状腺ホルモン合成を阻害するという側面を持っています．すなわち，適度なヨウ素は甲状腺ホルモン合成に必須ですが，過剰なヨウ素は甲状腺ホルモン合成を抑制してしまうのです（これをWolff-Chaikoff効果と呼びます）．

ヨウ素過剰

チロシン + ヨウ素過剰 ✗→ 甲状腺 → サイロキシン（T4）✗
Wolff-Chaikoff効果

チロシン + ヨウ素過剰 ⇢ 甲状腺 → サイロキシン（T4）
Wolff-Chaikoff効果

　健常成人では，ヨウ素過剰によるチロシンヨード化障害は持続せず，2～3日で，escape現象が生じる．

なお，成人では，ヨウ素過剰による甲状腺ホルモンの合成障害は一過性に回復してしまうので（escape現象），さほど問題になりませんが，胎児・新生児（乳児）の場合，甲状腺ホルモン産生障害が持続してしまいます．このため，ヨウ素の過剰摂取を続けている母体は無症状で，児のみが甲状腺機能低下に陥ってしまうことがあるのです．

　日本は，周囲を海に囲まれ，海産物の摂取が多いため，日常の食事から摂取されるヨウ素は，通常でも決して少なくありません．これに，ヨウ素を含む造影剤・消毒液といった医療行為が加わったり，ヨウ素を含む食品の過剰摂取が加わったりすると，ヨウ素過剰摂取問題が生じるのです．

我々の身の回りにあるヨウ素を含む物質

食品	海藻類（昆布・わかめ・海苔など） 海藻以外の魚介類（まぐろ・かつお・たら・えび・貝類など） インスタント食品（麺類・味噌汁など，昆布だしを含むもの） 寒天を含んだ菓子（羊羹・ゼリー・ヨーグルトなど） 清涼飲料水（ポカリスエット[*1]・十六茶[*2]など）
医薬品	ポピドンヨードなどの消毒薬 ヨード系造影剤 エレンタールP ミネラリン アミノレバンなど

＊1：大塚製薬株式会社
＊2：アサヒ飲料株式会社

（河井昌彦：新生児医学，p387，金芳堂，2015）

〔文献〕原田正平：ヨード過剰と甲状腺機能低下症，新生児内分泌研究会編著，新生児内分泌ハンドブック第2版，p71-77，メディカ出版，2014

25 妊娠糖尿病母体児が増えている！？

最近，妊娠糖尿病母体児が増えたと思いませんか？妊婦の栄養不足が問題視される一方で，なぜ糖尿病の妊婦が増えているのだろう？なんて，不思議に思っていませんか？それは，2010年に妊娠糖尿病の新しい診断基準が作成され，2015年に一部改訂されたことによるのです．

2010年に妊娠糖尿病の新しい診断基準が作成され，その後2015年に一部改訂されました．そのポイントは以下の2点からなります．
(1) 従来の「妊娠糖尿病」には，妊娠前に発症した糖尿病が含まれていましたが，改訂後は「妊娠中に初めて発見または発症した糖尿病に至っていない糖代謝異常」と定義され，一般的な「糖尿病」とは区別されました．
(2) 診断基準が改訂され，軽い高血糖妊婦にも治療を促すこととなりました．

妊娠糖尿病診断基準より抜粋（日本産科婦人科学会，日本糖尿病学会，日本糖尿病・妊娠学会）

1）妊娠糖尿病 gestational diabetes mellitus (GDM)
75gOGTTにおいて次の基準の1点以上を満たした場合に診断する．
① 空腹時血糖値 ≧ 92mg/dL（5.1mmol/L）
② 1時間値 ≧ 180mg/dL（10.0mmol/L）
③ 2時間値 ≧ 153mg/dL（8.5mmol/L）

2）妊娠中の明らかな糖尿病 overt diabetes in pregnancy
以下のいずれかを満たした場合に診断する．
① 空腹時血糖値 ≧ 126mg/dL
② HbA1c値 ≧ 6.5%
＊随時血糖値 ≧ 200mg/dL あるいは 75gOGTTで2時間値 ≧ 200mg/dL の場合は，妊娠中の明らかな糖尿病の存在を念頭に置き，①または②の基準を満たすかどうか確認する．

3）糖尿病合併妊娠 pregestational diabetes mellitus
① 妊娠前にすでに診断されている糖尿病
② 確実な糖尿病網膜症があるもの

> **以前の妊娠糖尿病診断基準より抜粋**
> 75gOGTTにおいて次の基準の2点以上を満たした場合に診断する．
> - 空腹時血糖値　≧100mg/dL
> - 1時間値　≧180mg/dL
> - 2時間値　≧150mg/dL

　従来の妊娠糖尿病の診断基準と比べていただくとお分かりのように，従来は2項目が当てはまる場合にのみ妊娠糖尿病と診断されていましたが，改訂後は1つでも合致すれば妊娠糖尿病と診断されるようになっているのです．そして，明らかな糖尿病の診断基準と比べてもらえればお気づきになるように，明らかな糖尿病とは，空腹時血糖値は34mg/dL，75gOGTT 2時間値は47mg/dLもの差があるのです．すなわち，非妊娠時であれば，耐糖能異常なしとされる人も，新基準では，妊娠糖尿病と診断されるのです．

　この改訂によって，妊娠糖尿病と診断される妊婦の数は3-4倍に増えたと言われます．リスクのある妊婦を広くスクリーニングし，早期から管理を徹底することで，周産期リスクを減らすだけでなく，将来の糖尿病人口を減らすことが目的とされているので，それに異議を唱えるつもりは毛頭ありません．しかし，最近，妊娠糖尿病母体児という触れ込みで生まれた赤ちゃんに合併症が少ない…という印象を持たれているNICUで働く貴方，その印象は間違っていないのだと思います．

〔文献〕The HAPO study cooperative Research Group: Hyprglycemia and adverse pregnancy outcome (HAPO) study. Diabetes 58: 453-459, 2009

　　荒田尚子ら：妊娠を起点とした将来の女性および次世代の糖尿病発症予防のために．糖尿病と妊娠 15(1): 56-64, 2015

　　生野寿史：血糖スクリーニングでは異常なしだが，尿糖陽性を繰り返す妊婦．ペリネイタルケア 34(8): 764-766, 2015

　　日本糖尿病学会（編）：科学的根拠に基づく糖尿病診療ガイドライン2013．p217-232，南江堂，2013

　　日本糖尿病・妊娠学会と日本糖尿病学会との合同委員会：妊娠中の糖代謝異常と診断基準の統一化について．糖尿病 58: 801-803, 2015

26 日本の二分脊椎発症率は世界一？

二分脊椎発症の予防に葉酸が重要というのは広く知られた事実です．日本でもその認識は広まっているものと思います．にもかかわらず，わが国では二分脊椎の発症が年々増え，今や世界一になってしまったというのです．いったいなぜそんなことになってしまったのでしょうか？

二分脊椎は無脳症と同様，胎児期の神経管（neural tube）の閉鎖不全によって生じます．この神経管の閉鎖は，受精後28日には完了するイベントであり，最終月経からおよそ6週間の出来事なのです．

一般の女性が妊娠に気づくのは，最終月経から少なくとも1か月経ち，次の月経が来ない時です．すなわち，最終月経から6週間後というのは，まだ本人が妊娠に気づくか否か…といった時期なのです．つまり，「妊娠に気づいて葉酸を摂る」というのは手遅れなのです．

日本人の妊婦の栄養不足が指摘されて久しい現在，潜在的な葉酸欠乏妊婦は決して少なくありません．「妊婦に葉酸を！」ではなく，「妊娠可能な女性は葉酸を！」ということを広く啓蒙しなければ，わが国における二分脊椎発症はまだまだ，増え続けるかもしれません．

わが国の二分脊椎の発生状況

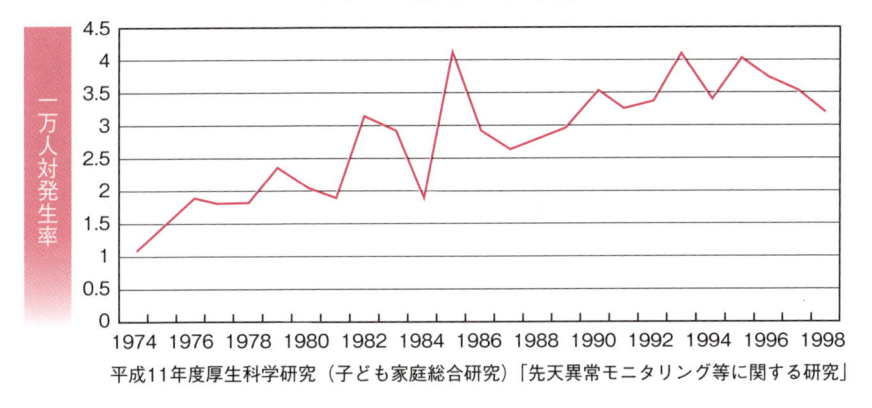

（縦軸：一万人対発生率，横軸：1974～1998年）

平成11年度厚生科学研究（子ども家庭総合研究）「先天異常モニタリング等に関する研究」

27 葉酸を多く含む食品は？

二分脊椎発症の予防に葉酸が重要という話をしましたが，一体何を食べれば「葉酸」が十分摂取できるのでしょうか？

葉酸はアミノ酸や核酸の合成に必要となる補酵素なので，細胞分裂の盛んな箇所において欠乏症が現れやすい特徴があります．そこで，妊娠期に葉酸が欠乏すると，神経管閉鎖障害が起こり，重度の場合は死に至ります．また，無脳児の発生のリスクが高まるのです．

葉酸を多く含む食品は，レバー・緑黄色野菜・果物です．なお，大量の飲酒は葉酸の吸収および代謝を妨げるので，要注意です．表に葉酸を多く含む食品の一覧を載せます．「葉っぱの酸」と書くだけあって，緑黄色野菜に多いのは納得ですが，レバーに多量に含まれるのには驚きです．時々は，鶏レバーで一杯…いやいや，多量の飲酒は葉酸の吸収を妨げるのでした！！！

〔100gあたりの葉酸の含有量（μg）〕

葉酸の多い食品（水分が40%以上の食品で）

鶏レバー（肝臓）1300	芽キャベツ 220
牛レバー（肝臓）1000	からし菜漬け 210
豚レバー（肝臓）810	ほうれん草（生）210
うなぎ（きも）380	あさつき 210
ウニ 360	菜の花 190
枝豆 260	よもぎ 190
モロヘイヤ 250	春菊（生）190
パセリ 220	アスパラガス 180

葉酸の多い食品（水分40%未満の食品で）

ドライイースト 3800	抹茶（粉）1200
焼きのり 1900	わかめ（素干し）440
味付けのり 1600	たたみいわし 300
煎茶の茶葉 1300	あおのり（乾）260

28 母体の加齢と妊娠・出産との関係は？

近年，高齢化がよく話題になります．なかなか若い間に子どもを生みにくい社会のシステムに問題があるとは思いますが，高齢出産したタレントの記事などが大きく取り上げられ，年を取っても大丈夫！みたいな風潮があるのも現実ではないでしょうか？妊婦の高齢化の影響って，どの程度深刻なのでしょうか？

女性の高齢化の影響は以下のように考えられています．

女性は高齢化すると妊孕性が低下します．
- ▶ 最近，高齢出産が増えたと言われますが，不妊治療によらない場合，出産数は30代から徐々に減少し，35歳を過ぎるとその傾向は著しくなり，40歳を過ぎると急速に減少してしまいます．
- ▶ これは，生殖補助医療を用いても同じことで，35歳を過ぎると，妊娠率が低下し，流産率が増加してしまいます．

女性が高齢化すると，婦人科系疾患の罹患率が増加します．
- ▶ 加齢とともに，卵管炎・子宮筋腫・子宮内膜症などの罹患頻度が上昇します．
- ▶ その結果，胚の成熟・着床・胎児の成長などにも悪影響が出ることが懸念されます．
- ▶ 骨盤内環境の悪化は，出産時のトラブルの原因にもなります．

女性が高齢化すると，出生する児の死亡率が上昇します．
- ▶ 周産期死亡率が最も小さいのは，母体が25～29歳の時で，それ以降は周産期死亡率が上昇します．
- ▶ 母体が25～29歳の時の周産期死亡率は出産1,000対4未満ですが，45歳を過ぎると16以上まで上昇してしまいます．
- ▶ 低出生体重児の出生割合は，母体が20～29歳の時に最も低く，その後は加齢とともに増加していきます．

以上の内容は，日本生殖医学会のHPにも載っているものです．ここからわかるように，35歳までの妊娠・出産が望ましいことは，昔も今も変わらないのです．

母親の年齢階級別：低出生体重児の出生割合

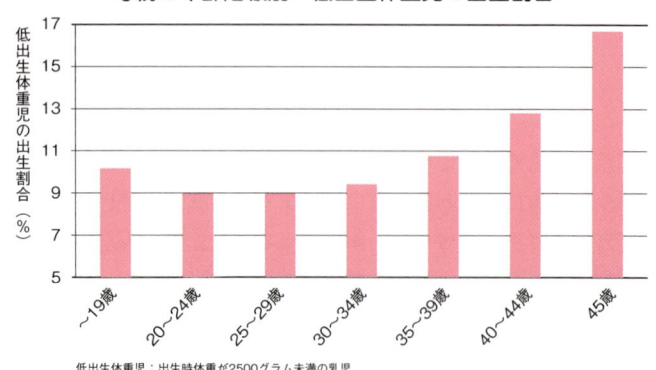

低出生体重児：出生時体重が2500グラム未満の乳児

（厚生労働省：人口動態統計）

女性の第一子出産時年齢の推移

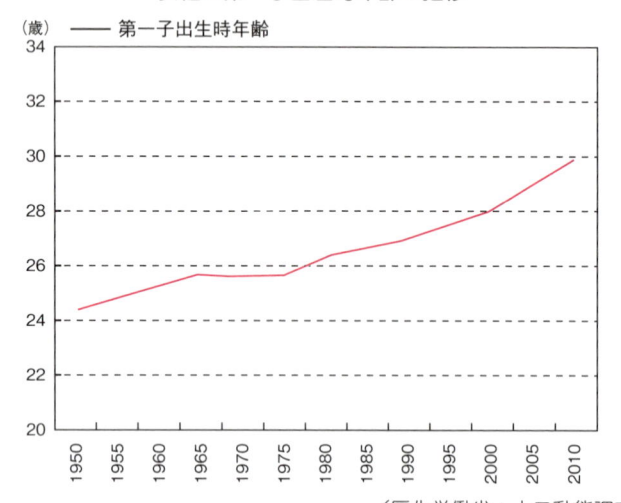

（厚生労働省：人口動態調査）

図に示したように，わが国では過去50年以上にわたって，第一子出産時の女性の年齢は上昇の一途をたどっています．

最近，大学病院などでは，35歳以上の妊婦さんが増えて，妊婦さんが40歳代と聞いても驚かなくなってしまいましたが，この感覚がおかしいんだ！ということを改めて噛みしめ，世の中の女性に啓蒙していかねばならないと感じる次第です．

〔文献〕久具宏司：加齢と妊孕能，その診断．日産婦誌 67(9): 1934-1946, 2015

29 母体のアルコール摂取と胎児奇形の関係は？

> 近年，胎児性アルコール症候群の話題が以前よりも取り上げられる機会が増えたように思います．日本では，タブー的な雰囲気もあり，あまり表舞台に出てこない病態ですが，日本における現状はどうなのでしょうか？

　日本の女性の飲酒率は近年急速に増えていると言われています．総理府（現内閣府）によると，20代女性の飲酒率は1968年には24％でしたが，1987年には2倍の54％に増加し，2000年には75％，2003年には80％を超えたそうです．この数値は，アメリカの女性の飲酒率をはるかに超えるということです．アメリカでは，胎児性アルコール症候群が大きな社会問題になっていることを考えると，日本も他人事とは言っていられないはずです．

　アメリカでは，新生児1,000人あたり1〜2人の胎児性アルコール症候群の児が生まれていると考えられています．また，飲酒問題が急激に深刻化した先住民（イヌイットやネイティブ・アメリカン）では，その数倍の頻度で生じていると言われています．日本では1991年の研究で，1,000人に0.1〜0.05人と推定されましたが，その後は調査が行われておらず，その後，どの程度増えたかは不明です．

胎児性アルコール症候群

　妊娠中に多量に飲酒した母親から出生した児に特徴的な徴候として以下のものが挙げられます．
(1) 特徴的な顔貌（不明瞭な人中／薄い上唇／短い眼瞼裂など）
(2) 精神運動発育の遅れ
(3) 中枢神経系の障害

　近年，(1)のような特徴的な顔貌がなくても，胎児期にアルコールにさらされると中枢神経系の障害が生じ，刺激に対して過敏に反応する・注意力が低下する・環境変化への適応障害・学習障害などを生じるケースが少なからずあると考えられるようになってきており，このような症例は決して少なくないのかもしれません．

それでは，妊娠中にいったいどのくらいのアルコールを摂取すると，その影響が胎児に及ぶのでしょうか？
　実は，それが明らかではないのです．なぜなら，どうやら，アルコールの影響はアルコール量だけではなく，母親の年齢・出産回数・栄養状態・体重・飲み方・アルコールへの感受性・喫煙の有無などによっても変わってくると考えられるためです．
　というわけですので，「安全のため，妊娠中は飲酒しないようにしましょう」としか言えないのです．

　少なくとも，妊娠しているのが分かっているスタッフに飲酒を無理強いして…「ちょっとくらい大丈夫やって！」なんていうのは，もってのほか！！！と肝に銘じてください．

妊婦の喫煙

　妊娠中のアルコール摂取の問題を書きましたが，もっとたちが悪いのが喫煙です．
　近年，たばこの値上がりも著しく，健康被害の意識も高まってきたため，喫煙者は減ってきていると思われますが，一方で，まだまだ喫煙者は少なくないとの声も聞かれます．調査対象によって結果が大きく左右されるのでしょうが，20代女性の約25％が喫煙者だとの報告もあり，胎児への影響が懸念されます．厚生労働省の2010年の乳幼児を持つ母親を対象に妊娠期間中の喫煙率を調査した結果，喫煙者は5％だったと報告されています．この結果を見て，5％を少ないと考えるか，多いと考えるかは人それぞれかもしれませんが，新生児科医の立場としては，喫煙妊婦が20人に1人もいるなんて，とんでもない！と思います．
　今更，妊婦の喫煙の弊害を書く必要もないかもしれませんが，妊娠中の喫煙には以下のような問題があります．
1）早産・流産が増加する
2）胎盤早期剥離が増加する
3）胎児発育が悪くなり，低体重児が増加する
4）先天異常（心疾患，口蓋裂など）が増加する

　また，出産後の母親の喫煙が児の乳幼児突然死症候群（SIDS）を増やすとも言われています．まだまだ，挙げればきりがありません．
　ですから，妊婦・乳幼児の母親は絶対に喫煙してはならないのです．

30 不妊症の定義が変わった！？

2015年，不妊症がこれまでの2年から1年に変わったのをご存じですか？
また，それにはどのような意味があるのでしょうか？

　妊娠を希望しながらも一定期間妊娠しないのが「不妊」ですが，従来，「不妊症」は日本では「生殖年齢の男女が妊娠を希望し，避妊することなく2年ほど性生活を行っているのに妊娠しない場合」と定義されてきました．これは，妊娠を希望して1年で80％，2年で90％が妊娠するというデータに基づいているそうです．
　しかし，産婦人科学会などの報告によると，国際的には妊娠しない期間を1年とする方が一般的であり，それに倣ったとのことですが，もう少し深い理由がありそうです．
　それは，近年，日本では出産年齢の高齢化が著しい現実があります．母胎の高齢化は，21トリソミーなど染色体異常症のお子さんのリスクを高めることは有名ですが，もっと切実なことは，女性が高齢化すると明らかに妊娠できる確率が下がるということです．これは生殖補助医療をもってしても動かしがたい事実であり，母体年齢が上昇するほど，妊娠が成立する確率は低下してしまいます．このため，妊娠しにくいカップルが1年でも早く適切な不妊治療を受けることが，日本の少子化を防ぐ1つの手立てと考えられるのです．
　もっとも，これまででも，産婦人科に相談した場合には，臨床現場では1年経っていれば不妊の原因を調べる検査を行うのが一般的だったため大きな差はない，という意見もあります．そこで，この変更を意味あるものにするために，最も重要なことは，「生殖年齢の男女が妊娠を希望し，避妊することなく1年間，性生活を行っているのに妊娠しない場合は不妊症であり，挙児希望が強い場合には，産婦人科医に相談するのが望ましい」ということを，一般女性に広く啓蒙することと思います．そして，その際，「年齢が上がるほど妊娠しづらくなる」ということも，忘れずに周知することが重要です．

〔参考〕日本産婦人科学会HP：不妊の定義の変更について（http://www.jsog.or.jp/news/html/announce_20150902.html），平成27年8月

31 Dutch Famine（オランダの飢餓）は他人事か！？

> 1944～1945年の冬，ドイツ軍占領下に飢餓を経験した母体から生まれた子供を長期間追跡したコホート研究がDOHaDの説を実証する事実として広く知られています．戦時中の話であり，今の日本とは大きく状況が異なるので，参考にならない…なんて思っていませんか？

　オランダの飢餓で明らかにされたことは，胎児期に低栄養を経験したヒトは成人後，高率に，2型糖尿病，高脂血症，虚血性心疾患，腎障害，精神疾患などの疾患のリスクが高まるという事実です．

　厚生労働省が発表している「日本人の食事摂取基準」によると，身体活動レベルⅡ（中位）の20代の男女の場合，男性2650kcal，女性1950kcalが「推定エネルギー必要量」とされています．しかし，日本人の摂取エネルギーは年々減少しており，男女合わせても，1800kcal/日台，女性に限ると1600kcal/日台のエネルギーしか摂取できていないというのが現状です．もちろん，オランダの飢餓の時には一人当たりのカロリー摂取量が700kcal/日だったと言われていますので，そこまでは…とは思いますが，妊婦の摂取エネルギーが1500kcal/日を下回ると何らかの異常が胎児に現れるとの報告もあることを考えると，少なくとも，日本の胎児の1/3近くが低栄養の胎児期を過ごしているかもしれないのです．

　次頁の表に，エネルギー摂取量と蛋白質の摂取量を並べて載せていますが，カロリー以上に蛋白質摂取量の低下が著しいのが分かるかと思います．動物実験でも蛋白制限食がメタボリックシンドローム発症のリスク因子となることが報告されており，看過できない事実です．

　余談ですが，職業柄，成長障害のお子さんを見る機会が多いのですが，その中に明らかな栄養摂取不足によるお子さんをしばしば目にします．話を聞くと…「朝は，おにぎりかパンだけ食べて保育所に…昼は保育所なのでちゃんと食べさせてくれていると思います…夕方，保育所でおやつ（炭水化物中心）をくれるので，夕食はあまり食べずに寝てしまいます…」といった生活のお子さんが少なくありません．

これでは，身体の構成を担う蛋白質が不足するのももっともな話です．

今の日本，妊婦さんに限らず，「食育」についてもっと広く考えるのが急務ではないでしょうか？

日本の20代の栄養摂取状況の変遷

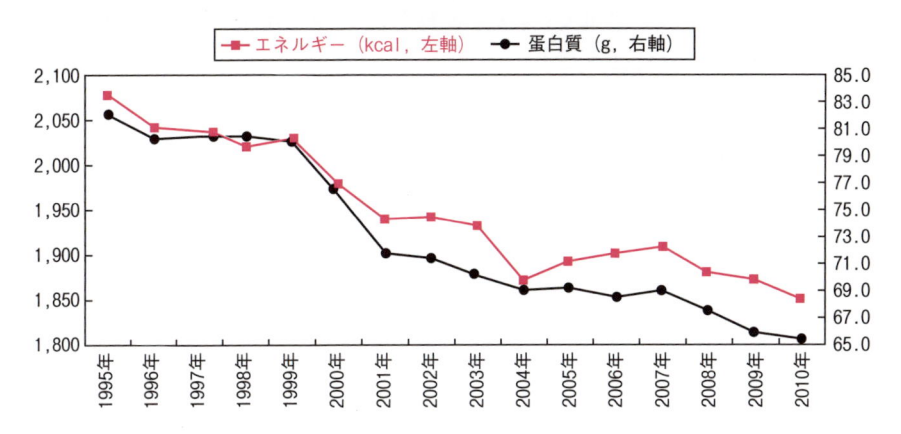

─■─ エネルギー（kcal，左軸）　　─●─ 蛋白質（g，右軸）

〔文献〕Barker DJ, et al: Infant mortality, childhood nutrition, and ischemic heart disease in England and Wales. Lancet 1(8489): 1077-1081, 1986

Painter RC, et al: Early onset of coronary artery disease after prenatal exposure to the Dutch famine. Am J Clin Nutr 84 (2): 322-327, 2006

32 ω-3系と(n-3)系, これって同じこと?

> 不飽和脂肪酸の話ですが, ω-3系とか(n-3)系とか教科書によって, 呼び方が違うけどどちらが正しいのか? そもそも, なぜこんな2種類の呼び名があるのか, ご存じですか?

　脂肪酸は, 片方の端がグリセリンと結合し, もう一方の端は何とも結合していないフリーな状態となっています. このグリセリンと結合した末端をδ (デルタ) エンド, フリーな末端をω (オメガ) エンドと呼びます.

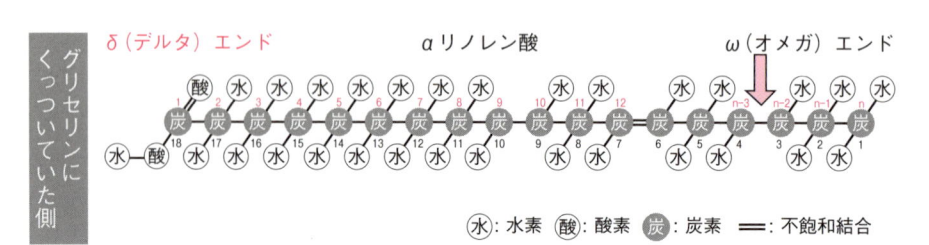

　不飽和脂肪酸の物質としての特徴は不飽和欠乏がどの位置にあるかで決まります. このため, 例えば, ωエンドから数えて3つ目の炭素に不飽和結合がついている場合, これをω-3系脂肪酸と呼びます. 一方, この不飽和結合の位置をδエンドから数える場合, 全体の炭素数をnとすると, (n-3)番目の位置の炭素に不飽和結合がついていることが分かります. このため, (n-3)系脂肪酸とも呼ぶのです. どちらか決まった方から数えると決めればよいのに, と思いますが…

　生理学系の人はオメガ炭素から数える (図中の黒色の数字) 習慣があるので, 生理学者はオメガ○系と呼ぶのですが, 化学系の人は反対側から数える (図中の赤色の数字) 習慣があるため, n-○系脂肪酸と化学者は呼ぶのだそうです.

　あなたは, どちら派ですか?

33 ω-3系とω-6系，どちらが優れているの？

近年，Aggressive nutritionの隆盛から，早産児に対する脂質投与の重要性も，しばしば論議されます．その中で，わが国では現在使用できないω-3系の脂肪乳剤を個人輸入して使用している…といった症例報告を耳にすることも増えてきました．ω-3系脂肪乳剤ってどんな効用があるのでしょうか？

　現在，日本で入手可能な脂肪乳剤はω-6系脂肪酸のみであり，ω-3系の脂肪酸は発売されていません．近年，ω-3系脂肪酸の方が，胆汁うっ滞症が少ない，気管支肺異形成の発症頻度が低いなど種々の報告が海外からなされ，わが国でも…との声が上がっています．

　ω-3系脂肪酸ですが，これは表に示した通り，DHA，EPAといった「目に良い」「頭が良くなる」と話題の魚油に由来する脂肪酸です．それだけでも，確かに何か体に良さそうな気がしますね．

脂肪酸の種類

分類		脂肪酸名	多く含まれる油
飽和脂肪酸		パルミチン酸，ステアリン酸など	動物性油脂
不飽和脂肪酸	ω-9系（n-9系）脂肪酸	オレイン酸など	オリーブ油
	ω-6系（n-6系）脂肪酸	リノール酸など	一般の植物油
	ω-3系（n-3系）脂肪酸	DHA，EPA，αリノレン酸など	魚油など

　その作用をみると，その印象はより強くなります．図に示すように，ω-6系脂肪酸は，アラキドン酸経路を促進し，炎症を促進します．一方，ω-3系脂肪酸は炎症を抑制する働きがあります．このような理由から，炎症性腸疾患には，ω-3系脂肪酸が良いというのは理解できると思います．

　ただ，ではω-6系は悪者で，すべてω-3系に置き換えるべきか？というと決してそんな単純なものではありません．アラキドン酸経路は，凝固系において重要な

役割を果たしており，すべての脂肪乳剤をω-3系に切り替えてしまうと，出血傾向が問題となるという報告も出ています．

日本でも，両方が使える日が来ることが望まれます．

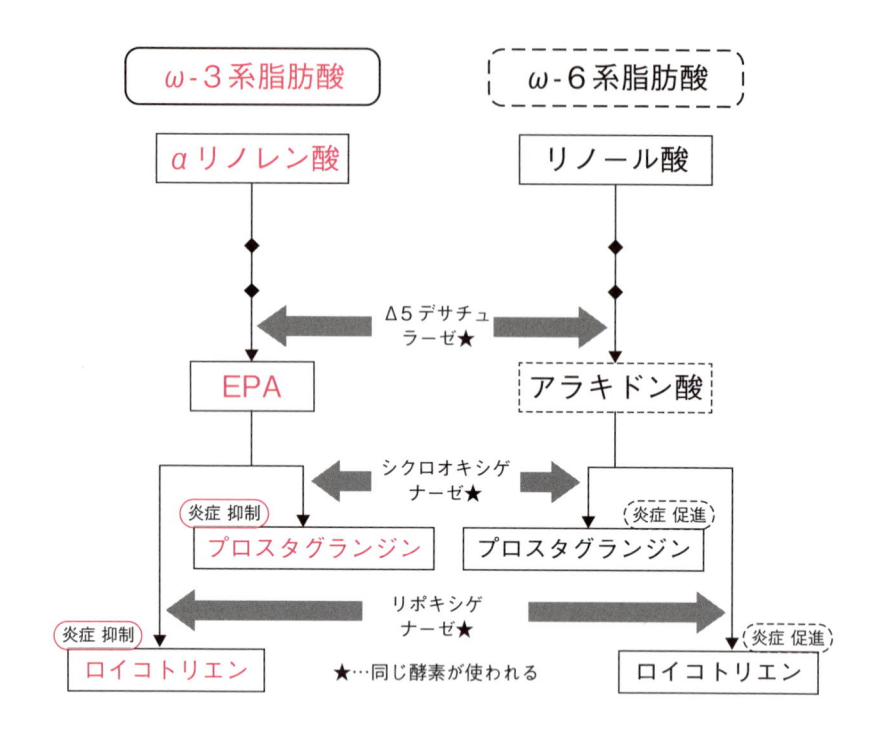

```
    ω-3系脂肪酸                    ω-6系脂肪酸

    αリノレン酸                     リノール酸
        │                              │
        │     ←  Δ5デサチュラーゼ★  →    │
        ▼                              ▼
       EPA                          アラキドン酸
        │     ←  シクロオキシゲナーゼ★  →    │
   (炎症抑制)▼                     (炎症促進)▼
   プロスタグランジン               プロスタグランジン
        │     ←  リポキシゲナーゼ★  →      │
   (炎症抑制)▼                     (炎症促進)▼
   ロイコトリエン    ★…同じ酵素が使われる   ロイコトリエン
```

〔文献〕Dicken BJ, et al: Bedside to bench: The risk of bleeding with parenteral omega-3 lipid emulsion therapy. J Pediatr 164: 652-654, 2014

Skouroliakou M, et al: Cholestasis, bronchopulmonary dysplasia, and lipid profile in preterm infants receiving MCT/ω-3-PUFA-containing or soybean-based lipid emulsions. Nutr Clin Pract 27(6):817-824, 2012

34 中鎖脂肪酸ってそんなに素晴らしいの？

中鎖脂肪酸が，最近またまた注目を浴びています．えっ？知らない？ココナッツオイルのブームを知らないのですか？ココナッツオイルがこれだけもてはやされているのは，ココナッツオイルの主成分が中鎖脂肪酸だからなのです！

中鎖脂肪酸の長所をまとめると…
- 長鎖脂肪酸は，腸管から吸収される際に，胆汁酸とミセルを形成することが必要ですが，中鎖脂肪酸は胆汁酸なしでも，容易に吸収される．
- 中鎖脂肪酸は，腸管から吸収された後，リンパ管を経ず直接門脈に入り肝臓に行くので，短時間で利用が開始される．
- 長鎖脂肪酸は，β酸化を受けるためミトコンドリアに入る際にカルニチンを必要とするが，中鎖脂肪酸はカルニチンなしでミトコンドリアに入っていくことができる．

以上をまとめると，中鎖脂肪酸は吸収されやすく，かつ，素早くエネルギーとして利用できるという長所があります．この特質が，ココナッツオイル・ブームに象徴される，最近の中鎖脂肪酸ブームの理論的根拠となっているのです．

そこで，ココナッツオイルですが，成分の60％が中鎖脂肪酸であり，その含有量が著しく高いのが特徴です．
- **ココナッツオイルはダイエットに良い！？**
    - ▶ ココナッツオイルは中鎖脂肪酸が主体ですから，確かに，即効性のエネルギー源として効力を発揮するのは事実だと思います．しかし，よく宣伝文句になっている「中鎖脂肪酸は効率よくエネルギーへと分解され，体内に蓄積されない」という文句，前半は正しいかもしれませんが，後半は嘘ですよね．たとえ，中鎖脂肪酸であっても，飽食状態になれば，そこから脂肪酸・トリグリセリドが合成されますから，当然，脂肪組織に蓄積されていきます．

- **ココナッツオイルにはアンチエイジング作用がある！**
  - ▶ ココナッツオイルは抗酸化作用を有するビタミンEを豊富に含んでいるので，抗酸化作用（＝アンチエイジング作用）は確かに期待できるかもしれません．
- **ココナッツオイルにはアルツハイマー病の予防効果がある！？**
  - ▶ ココナッツオイルは中鎖脂肪酸を多量に含んでいるため，β酸化を受けるとケトン体が発生します．ケトン体は脳細胞のエネルギー源として最適であり，脳細胞がケトン体を使用することによって，アルツハイマー病の予防/治療効果がある，とのことです〔白澤卓二：あなたを生かす油ダメにする油，KADOKAWA，2015〕．
  脂肪酸がエネルギー産生時にケトン体を生じることは確かですが，ケトン体が脳細胞の活性化に有益か？これに関しては，私にはよく分かりません…

以上，少なくともダイエット目的でココナッツオイルを摂取している貴方，過剰摂取は禁物と思いますよ！

MCTオイル（マクトンオイル®）をご存じですか？

NICUで働いている方は知っていると思いますが，マクトンオイル®という100％MCT（中鎖脂肪酸）オイルがあります．NICUでの使用目的の多くは，水分制限のある児になるべくカロリーを多く与え，体重増加を促進させることです．つまり，MCTオイルはいくら摂っても太らない！というのは嘘だということです．

35 ICPモデルって聞いたことありますか？

小児の成長を考える上で，ICPモデルという概念があります．乳児期の成長，特に成長障害を考える上で重要な概念ですので，少しお話ししましょう．

ICPモデルはKarlbergという小児内分泌科医が提唱した概念ですが，小児の成長を考える上で，認められた考え方です．そのエッセンスは…
- 乳児期（〜幼児期）の身長増加に最も重要な因子は成長ホルモン（Growth Hormone）ではなく，IGF-I, IIといった成長因子である．
- IGF-I, IIの分泌を促進するものとして，胎児期〜乳児期においては栄養が重要である．

すなわち，乳児期の身長を左右する最も重要な因子は"栄養"に他ならないのです！このことは，2〜3歳までのお子さんの体重増加不良を診たとき，最初に疑うべきは栄養が十分摂取できているか？が重要だということです．成長ホルモンなどの検索は二の次なのです．

KarlbergのICPモデル

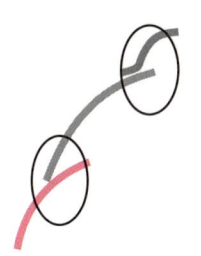

身長発育は3つのコンポーネントに分けて考えることができる．
- I (Infancy)
  - IGF-I, IIが重要
- C (childhood)
  - GHが重要
- Puberty
  - Sex steroidが重要
- Overlap
  - 6-30か月
  - 思春期の4年間

〔文献〕Karlberg J: A biologically-oriented mathematical model (ICP) for human growth. Acta Paediatr Scand Suppl 350: 70-94, 1989

36 必須アミノ酸のこと，ご存じですか？

> 必須アミノ酸は，ヒトの生体内では合成することができないアミノ酸で，食事から摂る必要がある…というのはご存じのことと思います．ここでは，一歩，その知識を深めましょう．

　ヒトの身体は 60-70％ が水分で，残りの 30-40％ のうち約 50-60％ が蛋白質で構成されています．このように，身体の構成の主要な成分である蛋白質は，アミノ酸から構成されていますが，それは僅か 20 種類のアミノ酸から成り立っているのです．

　この僅か 20 種類のアミノ酸からすべての蛋白質を合成しているのは，ヒトに限らず，植物や微生物でも同じですが，微生物とヒトのような高等動物の間には大きな差があります．それは，微生物などは，この 20 種類のアミノ酸をすべて体内で合成することができるのに対して，高等動物は進化の過程で，20 種類のうち 8 種類のアミノ酸の合成系を放棄してしまったことです．

必須アミノ酸

スレオニン，バリン，イソロイシン，ロイシン，リジン，（ヒスチジン），フェニルアラニン，トリプトファン，メチオニン

…ヒスチジンは幼児では不可欠なので，必須アミノ酸とされることがあります．

分枝鎖アミノ酸

　必須アミノ酸は，その名の通り，「必須」ですので，その中で重要というのもおかしいのですが，特に重要性の高いものの 1 群に分枝鎖アミノ酸（BCAA）があります．バリン（Val），ロイシン（Leu），イソロイシン（Ile）がそれにあたり，これらの特徴は，他のアミノ酸の代謝は大部分が肝臓で行われるのに対して，BCAA は最初に筋肉で分解される点にあります．すなわち，筋肉のエネルギー源として非常に重要ということを覚えておいてください．

分枝鎖アミノ酸で，もう1つ覚えておいた方が良い用語にFisher（フィッシャー）比というものがあります．

Fisher 比

Fisher 比とは，必須アミノ酸と芳香族アミノ酸（AAA）の比（＝BCAA/AAA）で表される指標です．AAA とは，フェニルアラニン（Phe），チロシン（Tyr）を指します．先ほど記したように BCAA は筋肉で代謝されますが，AAA は肝臓で代謝されるため，肝不全で肝臓の代謝機能が落ちると，AAA が増加します．一方，肝代謝が落ちる分だけ，筋代謝が亢進し BCAA は低下します．このため，肝不全時には Fisher 比が低下するのです．

プレアミンP®に含まれるアミノ酸（上位5種）
(1) ロイシン
(2) アルギニン
(3) イソロイシン
(4) リジン
(5) バリン
…(1)，(3)，(5) が BCAA です．重要視されているのがよく分かりますね！

プレアミンP®に含まれるアミノ酸組成の訳
　プレアミンP®には BCAA が多く含まれると書きましたが，その訳は…
　アミノ酸の多くは肝臓で代謝を受けますが，幼若児では肝機能が未熟なため，アミノ酸負荷量が多すぎると肝臓での尿素回路で処理しきれなくなり，高アンモニア血症をきたしてしまいます．このため，肝臓で代謝を受けない BCAA を多く含む組成となったそうです．
　もう1つプレアミンP®の組成の特徴はアルギニンの含有量が多いことですが，これも未熟な児の尿素回路を効率良く回すためなのです．アルギニンは尿素回路の中間代謝産物の1つであり，これを補うことで尿素回路の回転を良くしようというものです．アルギニン製剤が高アンモニア血症治療薬として用いられることをご存じの方も多いと思います．

37 Refeeding syndromeって、ご存じですか？

> 最近，Refeeding syndromeっていう用語を耳にする機会が増えたように思いますが，いかがでしょうか？この病態，ご存じですか？

　Refeeding syndromeとは，慢性的に飢餓状態に置かれ，その状態に適合している患者に，急速に大量のブドウ糖を投与した結果生じる代謝合併症のことで，心不全・痙攣・昏睡といった重篤な症状を起こすことがあるとされています．

飢餓状態の代謝

　飢餓状態では，体蛋白や脂肪細胞を異化して，エネルギーを産生したり，糖新生系を活性化させてグルコースを産生する方向に代謝が傾いています．すなわち，インスリンは抑制され，インスリン拮抗ホルモン（カテコラミン・コルチゾールなど）が亢進した状態となっています．

飢餓状態にある個体に急に大量のグルコースを投与すると…

　これまで飢餓状態にあった個体に，急速に大量のグルコース（糖質）が投与されると，インスリンの分泌が刺激され，投与されたグルコースはカリウム（K）とともに細胞内に入っていきます．細胞内に取り込まれたグルコースは解糖系・TCA回路・電子伝達系を作動させ，ATPを産生することになりますが，この反応には大量のリン（P）が必要です．そこで，血中のPは急速かつ大量に細胞内に入っていきます．

　その結果，低K血症・低P血症といった電解質異常が生じるのです．

　とりわけ低P血症は，以下のような種々の問題を引き起こします．

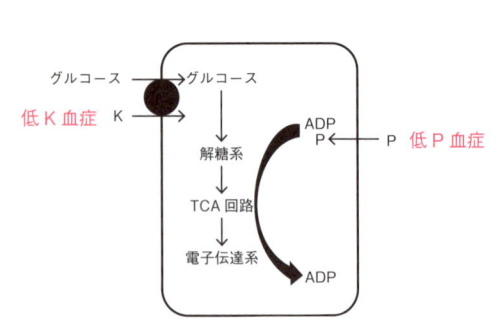

飢餓時に急に糖質が負荷されると，インスリン分泌が亢進する．

低 P 血症によって生じる病態

　低 P 血症は組織の低酸素を招きます．これは，低 P 血症では，ヘモグロビン酸素解離曲線が左方偏位し，ヘモグロビンが末梢組織で酸素を放出できなくなるために生じるのですが，組織の低酸素を招く結果…心筋・呼吸筋・神経細胞などが機能不全を生じることになりうるのです．

　その上，P が枯渇すると新たに ATP を産生することもできなくなるのですから，低 P 血症の持つ危険性は計り知れないのです．

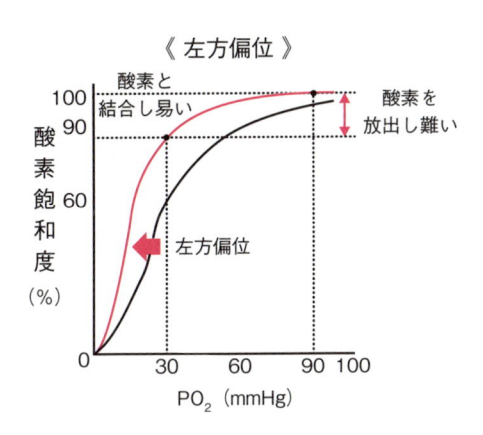

《 左方偏位 》

酸素と結合し易い
酸素を放出し難い
酸素飽和度（%）
左方偏位
PO_2 (mmHg)

　これまで，新生児領域ではあまりこの病態は意識されていませんでしたが，近年，極低出生体重児などで報告が散見されるようになってきました．特に，胎児発育の悪かった児に，生後早期から高濃度のグルコースを投与する際には，血清 P にも注意した方がよさそうです．

〔文献〕滝　元宏：Refeeding syndrome の病態とその対応．板橋家頭夫編集，新生児栄養学，p190-192，メジカルビュー社，2014

38 なぜ，低リン血症でヘモグロビン酸素飽和度曲線が動くの？

> そもそも，なぜ，ヘモグロビン酸素飽和度曲線って，いろんな状況で右へ行ったり左へ行ったり動くのでしょうか？

　ヘモグロビン酸素飽和度曲線について考える前に，赤血球のエネルギー代謝を少し考えてみましょう．赤血球では，2,3-DPG（2,3-ジホスホグリセリン酸）が非常に重要な役割を担っています．2,3-DPG とは，グルコース代謝の解糖系の側路（Rapoport-Luebering Pathway）において産生される物質で，赤血球内では，他の細胞に比べて約 1,000 倍もの高濃度で存在しています．通常の細胞では，解糖系で生じたピルビン酸が TCA 回路に入って，エネルギーを産生するのですが，ミトコンドリアを持たない赤血球では TCA 回路は回せないので，解糖系が唯一のエネルギー産生の手段です．2,3-DPG は，赤血球にとって貴重な ATP 産生のエネルギー源である解糖系の中間産物なのです．

　さて，2,3-DPG は更に重要な役割があります．それがヘモグロビンと酸素との親和性の調節です．ヘモグロビンは成人では α 鎖 2 本と β 鎖 2 本から構成されていますが，その β 鎖サブユニット間に 2,3-DPG が結合することによってヘモグロビンと酸素分子との親和性を低下させる働きをします．それによって酸素分子が遊離して，組織に酸素を供給しやすくしているのです．そこで，リン不足になり，2,3-DPG が産生できなくなると，ヘモグロビンと酸素分子との親和性が高まる．つまり，ヘモグロビンは酸素と離れにくくなってしまいます．これが，ヘモグロビン酸素飽和度曲線が左方向に偏位する原因なのです．

　ただし，ご存じのように胎児ヘモグロビン（HbF）は，2 本の α 鎖と 2 本の γ 鎖でできていますから，2,3-DPG の量の多寡による影響は，生後，HbF が HbA に置き換わるにつれて大きくなるものと思われます（どの教科書をみても…2,3-DPG は β 鎖に結合するとしか書いていないので，おそらく γ 鎖には結合しないはずです．もし，間違っていたら教えてください！）

なお，余談ですが…

ヘモグロビンと酸素の解離度は，pHの低下や温度の上昇も深く関係しています．pHの低下は，CO_2濃度の上昇を意味し，循環末梢血のCO_2濃度が高いところほどO_2の必要性が高まるわけで，そこでO_2が遊離しやすくなるのは極めて合理的な生体反応といえます．ちなみに，この現象はボーア効果と呼ばれています．

また温度の上昇，つまり運動をした時などにも，身体のO_2需要量が高まりますが，この時にもヘモグロビンからO_2が遊離しやすくなるのです．

2,3-DPGの代謝マップ

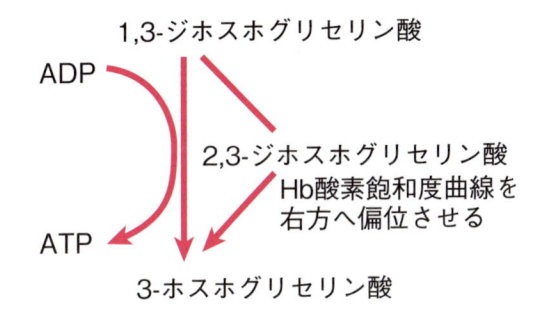

1,3-ジホスホグリセリン酸

ADP → ATP

2,3-ジホスホグリセリン酸
Hb酸素飽和度曲線を右方へ偏位させる

3-ホスホグリセリン酸

赤血球以外の細胞における解糖系では，1,3-DPGはATPを産生しながら3-PGへと変換され，2,3-DPGという中間代謝物は見られません．しかし，赤血球においては，解糖系の側路すなわち1,3-DPGと3-PGの間に2,3-DPGという中間産物があるのです．

〔文献〕河井昌彦：新生児医学，p192-193，金芳堂，2015

39 高アンモニア血症はなぜ，問題なの？

> アミノ酸を代謝するとアンモニアが産生されると聞きますが，アンモニア脳症・肝性昏睡などアンモニアは中枢神経機能・ひいては生命にかかわる有毒物質と言われます．そもそもアンモニアはなぜ，脳に悪いのでしょうか？

　まず，アミノ酸を代謝するとなぜ，アンモニアが生じるか？ヒトはそれをどう処理しているのか？から考えていきましょう．アミノ酸の基本構造は，アミノ基とカルボン酸基を持っていることですが，アミノ基には必ず窒素が存在し，それが異化されるとアンモニア（NH_3）が産生されます．そのアンモニアを処理するのが，肝臓に存在する尿素回路です．尿素回路では，有毒なアンモニアを無毒な尿素に変換するのです．

　さて，アンモニアがなぜ有毒か？です．まず，アンモニアは脳血液関門（blood brain barrier; BBB）を通過し，細胞膜も通過し，細胞内でその毒性を発揮します．高アンモニア血症になると，脳細胞内でもアンモニアを処理する反応が起こります．その主なものは…

(1) アンモニアをαケトグルタル酸と結合させて，グルタミン酸を合成する反応ですが，これはグルタミン酸脱水素酵素によって起こる反応です．
　この反応によって，アンモニア濃度を軽減することは可能になるのですが，それと引き換えにαケトグルタル酸が枯渇してしまいます．実は，このαケトグルタル酸はTCA回路の重要な中間代謝産物なので，これが不足するとTCA回路が回らないという大問題が生じるのです．

(2) アンモニアとグルタミン酸を結合させて，グルタミンを合成する反応ですが，これはグルタミナーゼによって起こる反応です．
　この反応によっても，アンモニア濃度を軽減することは可能になるのですが，それと引き換えにグルタミン酸が枯渇してしまいます．グルタミン酸は，それ自身が，またグルタミン酸から合成されるGABAが神経伝達物質として極め

て重要なので，これが枯渇することによって，神経伝達が低下してしまうのです．

グルタミン酸代謝

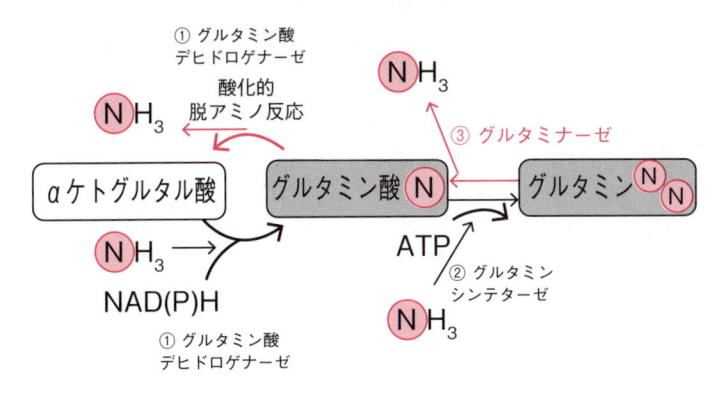

① グルタミン酸デヒドロゲナーゼ
酸化的脱アミノ反応
③ グルタミナーゼ
② グルタミンシンテターゼ

αケトグルタル酸 → グルタミン酸 → グルタミン

NAD(P)H
ATP
NH_3

(3) アンモニア処理の最終産物であるグルタミンの濃度が高まると，脳細胞の浸透圧が上昇し，脳浮腫を招きます．

　以上の3つ，すなわち脳細胞のEnergy failure，神経伝達の阻害，脳浮腫という3つの機序で，高アンモニア血症は脳障害をきたすのです．

　生体の防御反応，すなわちアンモニアを処理するための手立てが，結果として，このような障害を招いてしまうというのは…何ともやるせない感じがします．そう思いませんか？

〔文献〕河井昌彦：イラストで見る診る学ぶ新生児の栄養代謝．p97-98，メディカ出版，2013

40 早産児のアミノ酸代謝は胎児のアミノ酸代謝と同じなの？

> 早産児の栄養は胎児に準じて考えるべき…とよく言われますが，アミノ酸代謝も早産児と胎児は同じと考えてよいのでしょうか？

　胎児は，胎盤を介して 3.5-4.5g/kg/ 日のアミノ酸の供給を受けています．このうち，半分は蛋白合成に利用され，残りの半分はエネルギーとして利用されているそうです．ところで，NPC という概念をご存じでしょうか？これは，投与エネルギーを考えるとき，蛋白質を除いたエネルギー，すなわち非蛋白質カロリー（non-protein calorie; NPC）を数えるべきという考えから生じた概念です．では，なぜ，蛋白質を除く必要があるのでしょうか？炭水化物は 4kcal/g，蛋白質も 4kcal/g，脂質は 9kcal/g のエネルギーを生み出す…と教科書にも書いてあったはずです．しかし，実は，蛋白質を分けて考えるには大切なポイントがあるのです．

　蛋白質は異化されると，確かに 4kcal/g のエネルギーになるのですが，その際，同時にアンモニアを産生してしまいます．これを無毒化するのが尿素回路ですが，当然ながら尿素回路はエネルギーを消費する系です．そして，アンモニアを無毒化するには，蛋白質を異化して得たエネルギーとほぼ同等のエネルギーが必要なのです．要するに，蛋白質は全体としては，非常に効率の悪いエネルギー源なのです．

　さて，ここで胎児のアミノ酸代謝に話を戻しましょう．胎児は胎盤を介して 3.5-4.5g/kg/ 日のアミノ酸の供給を受け，そのうちの半分をエネルギーとして利用していると書きました．胎児はなぜ，こんなに効率の悪いアミノ酸をエネルギーとして利用するのでしょうか？実は，胎児にとって，蛋白質は効率が悪いものではないのです．なぜなら，胎児はアミノ酸を無毒化する必要がない！尿素回路を回す必要がない！からです．

　それはなぜか？胎児の中で生じたアンモニアは，胎盤を介して母体に戻され，母体がそれを処理してくれるからに他なりません（これは，尿素回路異常症の児が胎児期に高アンモニア血症に陥らないことから明らかです）．

　それでは，早産児はどうでしょうか？当然ながら，早産児にはもはや胎盤はありませんので，体内で生じたアンモニアは自分の力で処理しなければならないのです．

すなわち，蛋白質・アミノ酸は早産児にとっては，もはや効率の良いエネルギーではないのです．

このように考えると，胎児と早産児のアミノ酸代謝が同質のものではないことは明らかです．早産児の栄養を胎児に準じて行うなんていうのは，理屈が通らない…と思うのは，私だけでしょうか？

出生後のアミノ酸代謝

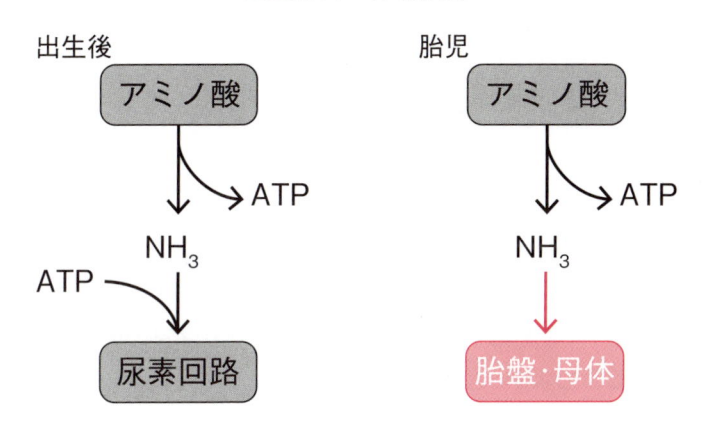

出生後
アミノ酸 → ATP
↓
NH$_3$
ATP →
尿素回路

胎児
アミノ酸 → ATP
↓
NH$_3$
↓
胎盤・母体

胎児は，尿素回路でエネルギーを消費せずにアミノ酸をエネルギーとして利用できる！

〔文献〕上代淑人ら（監訳）：イラストレイテッド　ハーパー・生化学＜原著28版＞，第28章タンパク質とアミノ酸の異化，p285-294，丸善，2011

41 微量元素の欠乏症，日頃から意識していますか？

> 日頃，ついつい忘れがちな微量元素欠乏，チョット整理してみませんか？

　もちろん，通常の食事が摂れていれば，めったに発症することはありませんが，通常の食事が摂れていない場合，特に新生児・乳幼児に関しては，母児を含めて，栄養摂取に特殊事情がある場合など，微量元素が不足することは稀ではありません．
　現在，日本でよく問題になる微量元素欠乏症には，セレン・ヨウ素・亜鉛などがあります．それぞれについて，簡単にまとめてみます．

セレン欠乏

　セレン欠乏は，セレン含有の少ない特殊ミルク・経腸栄養剤の使用，あるいは経静脈栄養でセレン補充が行われなかった場合に生じます．その症状には「不整脈・心筋症・免疫能低下・筋力低下・爪の白色変化」などがあります．短期の中心静脈栄養で問題になることはないと思いますが，長期に及ぶ時には注意が必要とされています．

ヨウ素欠乏

　ヨウ素欠乏は，ヨウ素含有の少ない特殊ミルク・経腸栄養剤の使用の場合に生じます．症状は「甲状腺機能低下症・甲状腺腫」などです．
　なお，通常の食事を摂っている場合，日本ではまずヨウ素欠乏になることはなく，むしろヨウ素過剰が問題になることも知っておいてください．

亜鉛欠乏

　亜鉛欠乏は，低亜鉛母乳栄養児・低出生体重児の乳児期・難治性下痢症・スポーツ選手などで起こると，多数報告されています．症状は「皮膚炎・脱毛・発育不全・下痢・貧血・免疫能低下・低身長」など多岐にわたります．
　早産低出生体重児に，なぜ亜鉛欠乏症が多いかというと…胎生期の亜鉛の蓄積は主として妊娠後期（30週以降）に行われるため，早産児は体内の亜鉛の貯蔵が少

ない状態で出生してしまうこと．それから，母乳に含まれる亜鉛の濃度は，初乳には比較的多いのですが，成乳になるにつれて減少し，人工乳に比べるとかなり少ない量になってしまうのです（参考：母乳中亜鉛濃度 約100μg/dL vs. 人工乳中亜鉛濃度 350-400μg/dL）．

　母乳強化剤には亜鉛は含まれていませんので，早産児を母乳＋母乳強化剤で栄養する場合，急激に体重が増加する生後2-9か月頃に，亜鉛欠乏が発症しやすいのです．このため，低出生体重児で湿疹がひどい場合，亜鉛欠乏を疑ってみることが重要です．一度の血液検査で，判断できますから…

　なお，亜鉛欠乏に対して保険適応のある治療薬は存在しないのですが…プロマック®など亜鉛を含む胃薬を内服させてあげれば，効果はすぐに表れます．

〔文献〕児玉浩子：小児の微量元素代謝異常症，日児誌113:795-807, 2009

経腸栄養剤による微量元素欠乏症

　通常の食事では，バランスよく種々の食品を摂ることが重要です．しかし，経腸栄養剤での栄養摂取を余儀なくされる場合，「経腸栄養剤の成分がすべて」ということが少なくありません．このため，経腸栄養剤に含有されていない微量元素成分がその欠乏症をきたしたという事例報告は枚挙にいとまがありません．

　セレン欠乏・ヨウ素欠乏・亜鉛欠乏・カルニチン欠乏など，しばしば話題になるものばかりです．このため，使用している栄養剤が何を含有し，何を含有していないか？をあらかじめ知っておくことは極めて重要です．

　最近発売された経腸栄養剤に「エネーボ™（アボットジャパン株式会社）」というものがあります．エンシュア®の進化形ですが，セレンやカルニチンが添加されたほかにも，様々な改良点があるようです．ご確認を！

42 腸内細菌って何のために存在しているの？

近年，腸内細菌叢が注目されているのをご存じでしょうか？ヒトの腸内には100兆個もの腸内細菌が生息していると言われますが…なぜ，こんなにたくさんの細菌がヒトの腸管内に生息しているのでしょうか？腸内細菌の存在に必要性はあるのでしょうか？

ヒトの消化管には多数の細菌が生息していますが，その数は約300〜500種類，100兆個と言われます．ヒトの体細胞が60兆個と言われるのを考えると，ヒトの身体を構成する細胞数のほぼ2倍の腸内細菌が生息していることになります．

なぜ，腸管内にこれだけ多数の細菌が生息できるのか？

その理由は…
(1) 消化管には，腸内細菌の餌となる糖質が豊富に存在する
(2) 腸管内には酸素が少ないため，嫌気性菌が生息しやすい
(3) 適度な温度に保たれている
などです．

腸内細菌が存在するメリット

(1) ヒトの消化液／消化酵素では分解できない栄養素を細菌が分解してくれる
　　腸内細菌は食物繊維を構成する難分解性多糖類を発酵することで短鎖脂肪酸に転換して，エネルギーを供給する
(2) ヒトが合成することのできないビタミンを合成してくれる
　　ビタミンB群，ビタミンK，パントテン酸，葉酸，ビオチン
(3) 外部から侵入する病原菌の増殖を防いでくれる
　　# 腸内細菌叢は，常に免疫細胞を刺激しているため，我々の腸管免疫が発達する
　　# 腸内細菌叢はバランスを保っており，新参者の発育を阻止するように働く

すなわち，ヒトは腸内細菌の生息しやすい環境を与える代わりに，腸内細菌に働いてもらっている…というgive and takeの関係が成り立っているのです．そこで，腸内細菌の生息しやすい環境の乱れが，腸内細菌叢の乱れを招き，それが疾病の発症につながる…といった事態が生じうるのです．

〔文献〕神谷　茂ら：腸内細菌研究の基礎分野における近年の進歩，医学の歩み 251(1): 5-11, 2014

　　　　Marchesi JR, et al: The gut microbiota and host health: a new clinical frontier. Gut 65(2): 330-339, 2015

納豆菌はなぜ体に良いか？

　菌の話のついでに，納豆菌のお話を少し．

　　納豆菌はグラム陽性，胞子形成菌であり，その最大の特徴の1つが胞子を形成することです．納豆菌は胞子を形成するために，過酷な環境下でも生き延びることができます．多くの細菌は100℃では死滅してしまいますが，納豆菌は100℃くらいでは死にません．納豆菌を死滅させるためには，120℃もの高温が必要なのです．その上，納豆菌は酸やアルカリにも強く，少なくともpH1.0からpH10.0の環境下では，生き延びることができます．すなわち，納豆菌は胃酸の中を元気に素通りできるのです．大腸に達した納豆菌は腸内細菌叢の増加・安定に大きく貢献するのです．すなわち，納豆菌は乳酸菌・ビフィズス菌の安定化に寄与しているのです．

43 腸内細菌の多くが嫌気性菌だと言われますが，嫌気性菌って危険なのでは？？？

腸内細菌の多くが嫌気性菌だと聞かれたことはないでしょうか？でも，これまで聞いた嫌気性菌は，クロストリジウム・バクテロイデスなど恐ろしげな菌ばかりです．ヒトは，そんな恐ろしげな嫌気性菌を腸の中に飼っていて大丈夫なのでしょうか？

　善玉菌の代表とされるビフィズス菌をはじめとして，多くの腸内細菌は酸素がある環境では生きていくことのできない「偏性嫌気性菌」で，ごく一部（エンテロコッカスやフェカリス菌）が酸素の有無に関わらず生息できる「通性嫌気性菌」です．腸内細菌の代表と思われがちな「大腸菌」は通性嫌気性菌ですが，実は大腸菌は腸内細菌の0.1％程度しか存在せず，腸内細菌の中では，少数派の1つにすぎないのです．すなわち，我々はこれまで，病原性嫌気性菌を意識する機会が多かったのも事実ですが，ビフィズス菌など腸内細菌としてなじみ深く感じてきた細菌のほとんどが嫌気性菌だったのです．

　さて，腸管の中の酸素の話です．当然ながら，上部消化管は呼吸器系と共通の入り口を持っているため，上部消化管には酸素が入ってきます．すなわち，上部消化管には酸素が比較的多く含まれ，下部消化管に近づくほど，酸素は薄くなっていきます．その結果，腸内細菌叢も小腸下部（回腸）〜結腸に多く存在するようになるのです．

　腸内細菌叢には病原菌の増殖を阻止する働きがある…と前項で述べましたが，それでは，腸内細菌叢のあまり存在しない上部消化管ではどのようにして，腸管感染を防いでいるのでしょうか？

　その答えは…
(1) 上部消化管では…経口摂取された物質の流れが速いため，通常では，さほど細菌が多く増殖できない．このため，上部消化管で消化管感染を起こすことが少ない．
(2) 下部消化管では…腸内細菌叢が豊富に存在するため，外来細菌が増殖しにくい環境になる．

一方，大量の病原細菌を摂取してしまった場合，腸内細菌が少ない／乱れているといった場合には，腸管感染が成立してしまう危険性が増すのです．すなわち，抗菌剤投与中，腸内細菌が減ってしまい，腸管感染が増える…といったことは，日々の診療でしばしば経験することです．

細菌の分類

- **好気性菌**
  糖や脂質を酸化してエネルギーを得る菌で，酸素を必要とする
- **嫌気性菌**
  ▶ 通性嫌気性菌：酸素がなくても生存できるが，酸素があっても生存できる菌（酸素存在下には「呼吸」によってエネルギーを産生し，酸素がないと「発酵」によってエネルギーを産生する）
  ▶ 偏性嫌気性菌：酸素に曝露されると死滅してしまう菌，「発酵」のみを行う

乳児の腸内細菌はビフィズス菌など偏性嫌気性菌が主体です．しかし，出生直後，最初に腸管内に爆発的に増えるのは大腸菌・腸球菌などの通性嫌気性菌です．これらの菌が多量に増えて，腸管内の酸素を消費してしまうと，今度は偏性嫌気性菌の天下となり，ビフィズス菌などの偏性嫌気性菌が腸内細菌叢の主役となるのです．

---

44 乳酸菌って，一体なに？

> 乳酸菌も腸内細菌の1つだと聞いたことがあると思いますが，細菌培養の結果などには乳酸菌という表示は見たことがないはずです．ヒトにとって，乳酸菌はどのようにかかわっているのでしょうか？

　乳酸菌はヨーグルト，乳酸菌飲料など食品の発酵に寄与することで有名ですが，一部の乳酸菌は腸内細菌として，他の病原微生物と拮抗することによって腸内環境の恒常性維持に役立っており，ヒトにとっても重要な菌です．それでは，なぜ，細菌培養などで，乳酸菌という名前を耳にしないかというと，それには大きな理由が2つあります．1つは，乳酸菌は嫌気性菌なので通常の好気性培地では生えないからです．もう1つは，乳酸菌という名称は代謝により乳酸を生成する細菌類の総称で，細菌の生物学的な分類上の特定の菌種を指すものではないからです．
　一般に，乳酸菌と呼ばれて利用されることが多い代表的な細菌には，ラクトバシラス属・ビフィドバクテリウム属・エンテロコッカス属・ラクトコッカス属・ペディオコッカス属・リューコノストック属の6つの属があります．このうち，我々の生活に特に身近なものについて，少し説明します．

ラクトバシラス属

　グラム陽性桿菌で，一般に「乳酸桿菌」と呼ぶ場合にはこの属を指します．ラクトバシラス属はヨーグルトの製造に古くから用いられているほか，ヒトや動物の消化管にも多く生息しており，その糞便からも分離されます．また女性の膣内に生息するデーデルライン桿菌と呼ばれる細菌群も，主にラクトバシラス属で構成されているのです．余談ですが，ラクトバシラス・カゼイ・シロタ株は，別名「ヤクルト菌」と呼ばれ，子供の頃から馴染みの深いものです．

ビフィドバクテリウム属

　グラム陽性桿菌で，俗にビフィズス菌と呼ばれるものです．ビフィドバクテリウム属の細菌は，乳児のうち特に母乳栄養児の消化管内において最も数が多い消化管

常在菌ですが，加齢とともに他の嫌気性細菌に取って代わられることが知られています．

エンテロコッカス属

グラム陽性球菌で，ビフィドバクテリウム，ラクトバシラスとともに整腸剤としても使用されることで有名です．

ラクトコッカス属

グラム陽性球菌で，連鎖状ないし双球菌の配列をとり，狭義の「乳酸球菌」はこれを指します．牛乳や乳製品に多く含まれ，これらを原料とした発酵乳製品に用いられます．

乳酸菌は，さまざまな発酵食品の製造に用いられてきました．例えば，ヨーグルトや乳酸飲料などの発酵乳製品，キムチや浅漬けなどの発酵植物製品などは乳酸菌による食品です．乳酸菌による発酵は，酸味などの味や香りの変化を与えるとともに，乳酸によって食品のpHが酸性側に偏ることで，腐敗や食中毒の原因になる他の微生物の繁殖を抑えて食品の長期保存を可能にしています．また，乳酸菌は発酵の際，ビタミンCも生成します．このような，乳酸菌の作用は，腸内細菌としても重要だと考えられます．すなわち，エネルギー源として乳酸を産生することに加え，腸内を酸性に維持することによって，侵入してきた病原菌の増殖を抑制してくれているのです．

45 プロバイオティクス，プレバイオティクスって何？

最近，健康食品が注目されており，その中でも「プロバイオティクス」，「プレバイオティクス」という用語を耳にする機会が増えています．一体，これって何なんでしょうか？

プロバイオティクス

プロバイオティクス（Probiotics）という概念は，1989年にイギリスのフラー博士が提唱しました．腸内細菌叢のバランスを改善し，身体に良い作用をもたらす生きた微生物のことで，その代表的なものが乳酸菌やビフィズス菌などです．それまでは，健康のためには，細菌を殺して健康を守る（すなわち，アンチバイオティクス＝抗生物質）という考えが主流でしたが，「プロバイオティクス」は，身体に良い細菌を増やすことによって健康を守ろうという画期的な発想から出たものなのです．

プロバイオティクスに求められる条件

①胃酸や胆汁酸などによって消化されずに腸まで届くこと
②腸内で増殖できること
③腸内フローラのバランス改善や、腸内の腐敗物質を減らす効果があること
④抗菌性物質の生産や，病原性を抑制する作用があること
⑤食品としても医薬品としても安全性が高いこと
⑥簡単に摂取・飲用できること
⑦生産する際に扱いやすく，価格や費用が安いこと

プレバイオティクス

プレバイオティクス（Prebiotics）は，1995年にイギリスのギブソンが提唱した用語です．プロバイオティクスが微生物を指すのに対してプレバイオティクスは，

以下の条件を満たす食品成分を指します．
①消化管上部で分解・吸収されない
②大腸に共生する有益な細菌の選択的な栄養源となり，それらの増殖を促進する
③腸内細菌叢を健康的なバランスに改善し維持する
④ヒトの健康の増進維持に役立つ

　現在までに，オリゴ糖や食物繊維の一部がプレバイオティクスとしての要件を満たす食品成分として認められています．プレバイオティクスの摂取により，乳酸菌・ビフィズス菌増殖促進作用，整腸作用，炎症性腸疾患の予防・改善作用などの健康に有益な効果が報告されているのです．

〔文献〕Mitsuyama K, et al: Microflora Targeted Therapies for Inflammatory Bowel Disease－Pro and Prebiotics－. Clinical Gastroenterology 18(1): 101-109, 2003

最近，何かと耳にする「トクホ」について…

　「トクホ（特定保健用食品）」とは個々の製品ごとに消費者庁長官の許可を受けており，保健の効果（許可表示内容）を表示することのできる食品のことです．「トクホ」の認定には国の審査が必要で，この認定を受けるには，ヒトの生理学的機能などに影響を与える成分を含んでおり，ヒトの健康に役立つ効果が科学的に証明されていることが条件となります．
　これまでに認められている保健機能成分は多数ありますが，本書で取り上げた「ガラクトオリゴ糖・ビフィズス菌・乳酸菌」などは，その代表的な物質です．

46 腸内細菌がエネルギーを産生するって本当ですか？

これまで食物繊維は吸収されずに糞便中に出ていくから便秘に良く，またダイエットに良い…と信じていたのですが，腸内細菌が食物繊維をエネルギーに変えるって本当ですか？

ヒトにとってデンプンやグリコーゲンは重要なエネルギー源ですが，食物繊維を構成する多くの多糖類は消化することができません。このため，ヒトは食物繊維をエネルギーとしては利用できないと考えられがちですが，実はこれは大きな間違いなのです。

ヒトにおいても，大腸内の腸内細菌が嫌気的に発酵することによって，その一部が酪酸やプロピオン酸のような短鎖脂肪酸に変換されてエネルギー源として吸収されるのです。食物繊維の大半がセルロースですが，腸内細菌叢のおかげでヒトのセルロース利用能力は意外に高いのです。粉末状のセルロースであれば腸内細菌を介してほぼ100%分解利用されるとの意見もあるくらいです。グルコースは約4kcal/gのエネルギーを産生するのはご存じと思いますが，食物繊維は腸内細菌による醗酵分解によってエネルギーを産生し，0-2kcal/gのエネルギーに相当すると考えられています。

食物繊維から産生されるエネルギーは，デンプンやグリコーゲンに比し少ないし，たいした意味はないと思われるかもしれません。しかし，大腸内で腸内細菌によりヒトが吸収できる分解物に転換されることから，食後長時間を経てから体内にエネルギーとして吸収されるなど，デンプンやグリコーゲンとは比較できないような特徴を持っているのです。とりわけ，馬や牛などの草食動物ではこの大腸で生成された短鎖脂肪酸が主要なエネルギー源になっているそうです。

その他の，腸内細菌の栄養学的な働きの1つに，鉄分の吸収促進があると言われています。鉄には2価の鉄イオンと3価の鉄イオンがありますが，2価の鉄イオンしか吸収されません。腸内細菌（大腸菌・酪酸菌・乳酸菌・ビフィズス菌など）は，3価の鉄イオンを2価の鉄イオンに還元し，鉄分の吸収を促進しているのだそうです。

このように，腸内細菌は積極的にエネルギーを産生したり，栄養素の吸収を促進したりして，ヒトの役に立っているのです．いやぁ…腸内細菌って本当に重要なのですね！？

〔文献〕神谷　茂ら：腸内細菌研究の基礎分野における近年の進歩，医学の歩み 251(1): 5-11, 2014

> **腸内細菌の産生するエネルギー**
>
> 　腸内細菌叢の発酵によるエネルギー産生量は，ヒトの必要エネルギーの 10％ を占めるとの報告があります．すなわち，腸内細菌が発酵によって産生した短鎖脂肪酸（酢酸・酪酸・プロピオン酸・乳酸・コハク酸など）はヒトにとっても重要なエネルギー源なのです．
> 　すなわち，栄養を吸収するのは小腸で，大腸が吸収するのは水分だけという，習った知識は大きな間違いだったわけです．
> 　また，食物繊維は消化できないからいくら摂っても太らないという考えが正しくないことは，もうお分かりですよね．食物繊維も腸内細菌がエネルギーに変えているのです．恐るべし，腸内細菌！

47 腸内細菌のエネルギー産生がヒトの健康に重要な役割を果たしているって本当ですか?

> 腸内細菌が食物繊維をエネルギー（＝短鎖脂肪酸）に変えるのは，単なるエネルギーの問題ではなく，ヒトの健康・疾病に深くかかわっているという話がありますが，本当でしょうか？

　腸内細菌と種々の疾病の関わりが近年，注目を集めています．それは，単に，便通を良くする…などだけではありません．ここでは，腸内細菌の産生する短鎖脂肪酸が生体内シグナルとして重要な働きをしているという概念について，少しお話しします．

腸内細菌が産生する短鎖脂肪酸の働き

【腸管における作用】
(1) 腸内細菌で産生された短鎖脂肪酸は，腸管におけるGPR41と結合すると，食欲抑制ホルモンペプチドYY（ペプチドYY; PYY）を促進し，食欲を抑える働きがある．
(2) 腸内細菌で産生された短鎖脂肪酸は腸管の大腸グルカゴン様ペプチド-1（glucagon-like peptide 1: GLP-1）分泌L細胞に存在するGPR43と結合すると，インクレチン（GLP-1）の分泌を促進し，これがインスリン感受性を上昇させる．

【交感神経節における作用】
　腸内細菌で産生された短鎖脂肪酸は，交感神経節のGPR41と結合すると，交感神経系が活性化され，エネルギー消費が亢進する．

【脂肪組織における作用】
　腸内細菌で産生された短鎖脂肪酸は，脂肪細胞に存在するGPR43に結合すると，脂肪細胞におけるインスリン作用を抑制する．すなわち，糖や脂肪酸の脂肪細胞への取り込みを抑制し，脂肪細胞の過度な肥大化を防ぐ．

　腸内細菌は短鎖脂肪酸を産生しますが，これらは脂肪組織・腸管・交感神経節の細胞膜に存在しているGPR41，GPR43といった短鎖脂肪酸受容体と結合します．短鎖脂肪酸というシグナルと結合した受容体は脂肪組織・腸管・交感神経節の機能を不活化し，その結果，食欲・エネルギー代謝・肥満の調節などを行っていると考えられているのです．

そこで，長期間抗菌薬を使用するなどによって，腸内細菌叢が乱れると，上記の代謝調節までうまくいかなくなる恐れがあるのです．実際，乳児期に抗菌薬を使用された児は，腸内細菌叢が乱れ，その結果，肥満になりやすいといった報告もあります．今後，NICU で使用する抗菌薬の影響も考える必要があるかもしれません．

〔文献〕木村郁夫：腸内細菌と肥満．医学の歩み 251 巻 1 号，p107-111, 2014

腸内細菌叢の関与が想定される健康問題

腸疾患	炎症性腸疾患・過敏性腸症候群・腸管感染症
がん	肝がん・大腸がん
肝疾患	慢性肝疾患・肝がん
循環器疾患	動脈硬化，高血圧
代謝疾患	肥満，高脂血症
免疫疾患	食物アレルギー，花粉症
婦人科疾患	細菌性膣症・流早産
精神疾患	自閉症

　挙げればきりがないほど，腸内細菌叢の乱れはヒトの疾患に直結しているとの報告が出てきています．
　今後，腸内細菌叢から目が離せません！

48 短鎖脂肪酸って,一体なに?

腸内細菌が短鎖脂肪酸を産生する…って,繰り返し話に出てきますが,短鎖脂肪酸って一体なんなのでしょうか?

　短鎖脂肪酸は,脂肪酸のうちで,炭素数が4個以下の物を指します.代表的なものに,乳酸・酢酸・酪酸・プロピオン酸などがあります.乳酸は,乳酸菌が産生するという話は前にも書きました.
　一方,食物繊維から産生される代表的なものが,酢酸・酪酸・プロピオン酸の3種類です.酪酸は大腸上皮細胞のエネルギー源として利用され,酢酸とプロピオン酸は腸管から吸収された後に,肝臓や筋肉で代謝利用されます.
　乳酸に限らず,短鎖脂肪酸は酸性なので,短鎖脂肪酸ができると腸内環境が酸性になります.弱酸性になると病原性細菌が産生する酵素の活性が抑えられる…カルシウムやマグネシウムなどの重要なミネラルが水溶性に変化して,より体内に吸収しやすくなる…といった利点があります.

乳酸　$CH(OH)COOH$
（分子式 $C_3H_6O_3$）

酢酸　$CH_3(CH_2)_2COOH$
（分子式 $C_2H_4O_2$）

プロピオン酸　CH_3CH_2COOH
（分子式 $C_3H_6O_2$）

酪酸　$CH_3(CH_2)^2COOH$
（分子式 $C_4H_8O_2$）

〔文献〕原 博：プレバイオティクスから大腸で産生される短鎖脂肪酸の生理効果,腸内細菌学雑誌 16(1): 35-42, 2002

脂肪酸の長さ

　短鎖脂肪酸は炭素数が4個以下と書きましたが,中鎖脂肪酸は炭素数が5～12個,長鎖脂肪酸は炭素数が12個以上のものを指すことが多いようです.ただし,書物によっては,短鎖脂肪酸は4個以下,中鎖脂肪酸は8～10個と記載されているものもあり,厳密な定義はないようです.

次は,短鎖脂肪酸ブーム到来!?

　今,ココナッツオイルブームで中鎖脂肪酸が話題の中心ですが,次に来るのは短鎖脂肪酸ブームだと思います.
　短鎖脂肪酸の抗炎症作用が,「過敏性腸症候群」の下痢・便秘などの症状の改善に有効との報告が多数みられるようになってきていることも,その要因の1つです.ストレスによる過敏性腸症候群の発症は,小児から成人まで現代病の代表的なものであり,潜在的な罹患者数はものすごい数になります.そこで,次は,短鎖脂肪酸ブームがくるのは間違いないと思う次第です.
　コレステロール・フリーの植物油,DHA・EPAなどのω-3脂肪酸,中鎖脂肪酸と続く脂質の流行はどこまで突き進むのでしょうか?脂質から目が離せません!?

49 ラクツロースの作用機序，ご存じですか？

高アンモニア血症の予防・治療でよく出てくるラクツロースの作用機序，ご存じですか？

　ラクツロースは，分子量が大きく，またヒトはこれを分解することができないため，腸管から吸収されない．だから，下痢をするので，アンモニアの消化管からの吸収を抑制する…と答えた方，50点です．ラクツロースの働きは決して，「下剤」だけではないのです！

　ラクツロースは，確かにヒトが分解できないので，そのままで吸収される量はごくわずかです．このため，そのままの形で，下部消化管（＝大腸）まで運ばれます．しかし，大腸では，そこに存在する乳酸菌などの腸内細菌によって，分解され，乳酸・酢酸などの短鎖脂肪酸が産生されます．その結果，消化管内が酸性に傾きますが，腸内が酸性になると…

- アンモニアを産生する細菌の成育が阻害される．
- 腸内が酸性に傾くと，アンモニアがアンモニアイオン（NH_4^+）に変換され，難脂溶性となり，吸収されにくくなる〔アンモニア（NH_3）は脂溶性で吸収されやすいですが，アンモニアイオン（NH_4^+）は難脂溶性で吸収されにくいのです〕．

　これらの働きに加えて，分解されずに上部消化管を素通りするラクツロースが，浸透圧作用によって緩下作用を示すこと，腸内細菌が産生する短鎖脂肪酸が腸管の蠕動運動を促進することなどから，下痢に傾くことも，もちろん，アンモニアの吸収を抑制することにも寄与しています．

　ここでも，腸内細菌が活躍していたのですね！

50 アニオンギャップ正常の代謝性アシドーシスは？

代謝性アシドーシスの診断にはアニオンギャップ（AG）が重要で，これが高値なら異常な酸が蓄積した病態（高乳酸血症・有機酸代謝異常症など）を意味するが，AG が正常なら，腎尿細管性アシドーシスか下痢が疑われる，というのを聞いたことがあると思います．その理由をご存じですか？

　腎尿細管は尿の pH を調節することによって，体内の pH バランスを調節しています．その調節機構の重要なものの 1 つが，HCO_3^- を再吸収するか？排泄するか？ですが，この時，HCO_3^- と交換される物質が Cl^- です．このため，HCO_3^- を排泄しようとすまいと，[HCO_3^-] と [Cl^-] の和は変わりません．そして，腎尿細管性アシドーシスは，尿細管における HCO_3^- の再吸収の障害によって血液が酸性に傾く病態ですが，これまで説明してきたように，この病態では [HCO_3^-] が減少するものの [Cl^-] が増加するので，[HCO_3^-] と [Cl^-] の和は変わらないのです．
　消化管は，積極的に pH バランスの調節を司っているわけではありませんが，腎

アニオンギャップ（AG）とは？

　アニオンギャップとは血中に存在する主要なイオン，すなわち [Na^+]，[Cl^-]，[HCO_3^-] で計算される指標で，以下の式で表されます．

$$アニオンギャップ = [Na^+] - [Cl^-] - [HCO_3^-]$$

　血中に存在する陰イオンと陽イオンの数は等しいので，アニオンギャップは血中に存在する [Cl^-] と [HCO_3^-] 以外の陰イオンの数を示す指標になり，アニオンギャップの正常値は 8-14mEq/L です．

　仮死で乳酸が増える場合，糖尿病性ケトアシドーシスでケトン体が増える場合などアニオンギャップは増大し，先天代謝異常症で乳酸や有機酸などの不揮発酸が増加する場合も，アニオンギャップは増大します．

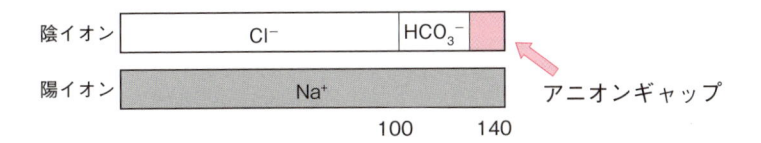

尿細管と同じく消化管でも，HCO_3^-とCl^-が交換されます．そこで，下痢で，$[HCO_3^-]$が失われてアシドーシスになった場合にも，$[Cl^-]$は増加するので，アニオンギャップは変わらないのです．

　AG正常の代謝性アシドーシスの原因は，腎尿細管性アシドーシスか下痢…という意味が理解できたでしょうか？

近位尿細管性アシドーシス
（pRTA，PTA2型）

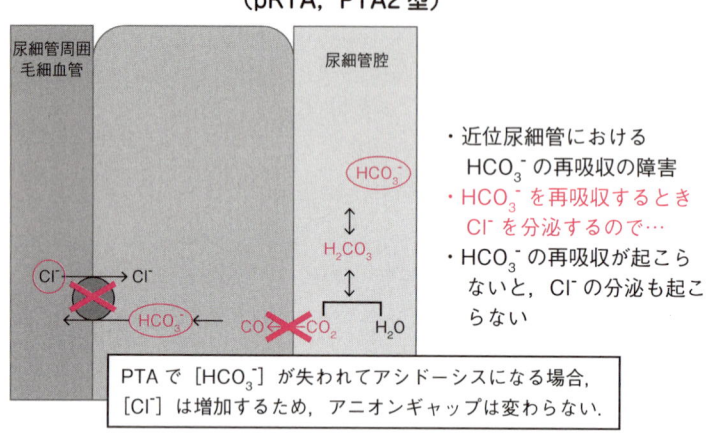

- ・近位尿細管におけるHCO_3^-の再吸収の障害
- ・HCO_3^-を再吸収するときCl^-を分泌するので…
- ・HCO_3^-の再吸収が起こらないと，Cl^-の分泌も起こらない

PTAで$[HCO_3^-]$が失われてアシドーシスになる場合，$[Cl^-]$は増加するため，アニオンギャップは変わらない．

下痢の病態

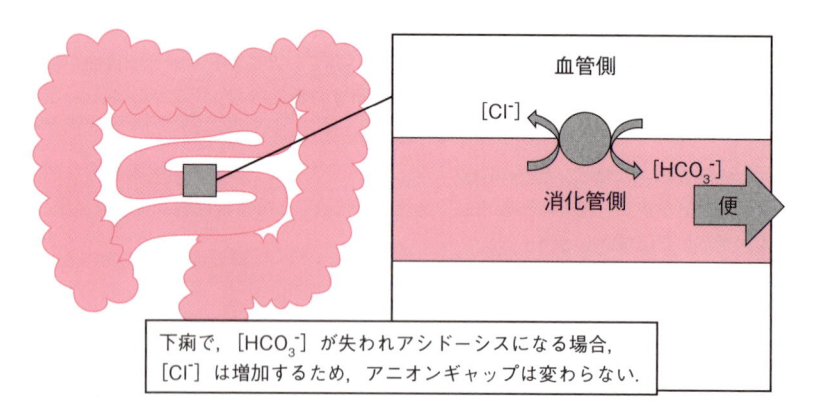

下痢で，$[HCO_3^-]$が失われアシドーシスになる場合，$[Cl^-]$は増加するため，アニオンギャップは変わらない．

51 新生児高血糖の定義は？

新生児低血糖の閾値が定まっていないというのは有名な話ですが，高血糖の定義はどうなっているのかご存じでしょうか？

　結果から言うと…新生児高血糖症の定義も，低血糖と同じように定まっておらず，その介入基準も定まってはいません．しかし，専門家の意見としては以下のようなものがあります．
(1) BS が 215mg/dL を超えなければ，浸透圧利尿が問題となるほどの尿中への糖排泄は起こらない〔Cornblath M, et al: N Engl J Med 273: 378-381, 1965〕
(2) BS が 215mg/dL を 1 つの目安としてよいと思われる〔Hey E: Semin Fetal Neonatal Med 10: 377-387, 2005〕

　この様な意見も踏まえて，215mg/dL 以上の高血糖には何らかの介入を行う，というのを私は実践しています．もちろん，強いエビデンスに支えられているわけではありませんが…

　なお，これまで高血糖に対するインスリン療法の試みがいくつか報告されていますが，予後を改善したという報告はありません．これは，インスリン療法には低血糖がつきものという現実が壁となっているのです．

高血糖による障害は？
- 高血糖による血清浸透圧の上昇によって頭蓋内出血のリスクが上がります．
- グルコースの代謝には酸素が必要であり，酸素の消費量が増大します．
- グルコースを代謝すると二酸化炭素が産生され，呼吸不全を悪化させる危険性があります．
- 高血糖は活性酸素の産生を促し，ミトコンドリアの機能異常や細胞死（アポトーシス）を惹起します．

〔文献〕Beatdsall K, et al: Insulin therapy in preterm newborns. Early Hum Dev 84: 839-842, 2008

　　　　Bottino M, et al: Interventions for treatment of neonatal hyperglycemia in very low birth weight infants. Cochrane. Cochrane Database Sys Rev CD007453, 2009

52 新生児糖尿病とは？

新生児期の高血糖の中で，最も重要な病態は「新生児糖尿病」でしょう．でも，発症頻度が少ないため，名前は有名だけど，診たことがない…という方がほとんどだと思います．そのような方に，新生児糖尿病のエッセンスをお教えしましょう．

新生児糖尿病は生後6か月未満で発症した糖尿病と定義される病態で，わが国での発症率は約10万出生に1人程度の稀な病態です．年長児に発症することの多い1型糖尿病が自己免疫によって発症するのとは違って，新生児糖尿病は，(1) 膵β細胞の発生，(2) グルコースに対するインスリン分泌機構の異常，(3) インスリンの異常によることが多いのが特徴です．

グルコースに対するインスリン分泌機構
- 食後血糖が上昇すると，GLUT2を介してグルコースが膵β細胞に取り込まれます．
- 膵β細胞に入ったグルコースがグルコキナーゼによってグルコース6リン酸に変換された後，解糖系・TCA回路・電子伝達系でATPを産生します．
- 膵β細胞内のATP濃度（＝ATP/ADP比）が上昇すると，細胞膜にあるK_{ATP}チャネルが閉鎖し，細胞内カリウムの細胞外への輸送が抑制されて，細胞膜が脱分極を起こします．
- 細胞膜の脱分極によって，細胞膜にあるカルシウムチャネルが開き，細胞内にカルシウムが流入し，細胞内のインスリンが分泌されます．

膵β細胞のインスリン分泌機構

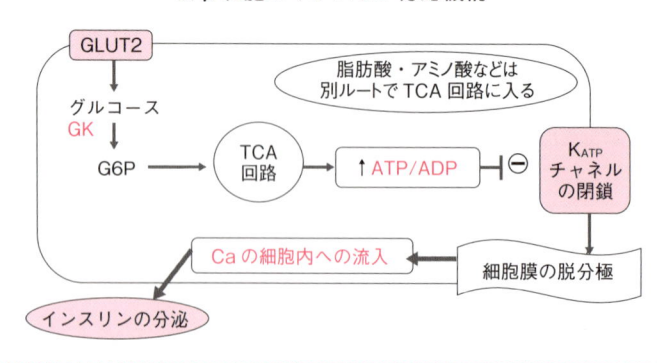

(1) 膵β細胞の発生の異常

膵β細胞は内胚葉細胞から発生しますが，その分化過程で種々の転写因子が必要となります．その転写因子の遺伝子異常による新生児糖尿病の発症が同定されているのです．

(2) グルコースに対するインスリン分泌機構の異常

グルコースに対するインスリン分泌機構の各ステップ，すなわち，GLUT2をコードする*SLC2A2*遺伝子，グルコキナーゼ（GCK）遺伝子の異常，K_{ATP}チャネルをコードする*KCNJ11*遺伝子，*ABCC8*遺伝子の異常による新生児糖尿病が同定されています．また，6番染色体短腕6q24領域にはインプリント領域があり，この領域の遺伝子異常によって，「胎児膵β細胞の増殖・インスリン分泌・インスリンシグナル伝達作用」が抑制され，糖尿病を発症することが知られています．

(3) インスリンの異常

インスリンをコードする*INS*遺伝子の異常も新生児糖尿病の原因の1つに同定されています．

このように，1型糖尿病とも2型糖尿病とも，全く違った遺伝子異常による引き起こされる病態が新生児糖尿病なのです．

〔文献〕依藤　亨：新生児糖尿病，新生児内分泌ハンドブック改訂2版（新生児内分泌研究会編），p95-108，メディカ出版，2014

新生児糖尿病と遺伝子診断

遺伝子診断が重要な病態がいくつか報告されていますが，その中でも新生児糖尿病は遺伝子診断が最も重要な病態の1つです．なぜかというと，多くの新生児糖尿病はインスリン療法が必要となりますが，K_{ATP}チャネルの異常による新生児糖尿病にはスルフォニルウレア系の経口血糖降下薬がよく効くからです．これは，スルフォニルウレアにはK_{ATP}チャネルに作用してインスリン分泌を促進する作用があるからです．すなわち，遺伝子診断による病態解析が治療方法を劇的に変えてくれる可能性があるのです．新生児糖尿病を強く疑ったら，遺伝子検査を模索してみることも重要です．

53 K_{ATP} チャネル異常症とインスリン分泌異常の関係?

新生児糖尿病の主要な原因の1つに K_{ATP} チャネル異常症があると書きましたが,K_{ATP} チャネル異常症はインスリン過剰症の原因としても有名です.K_{ATP} チャネルの謎について,もう少し考えてみましょう.

新生児糖尿病の項で以下の様に説明しました.
- 膵β細胞内のATP濃度(= ATP/ADP比)が上昇すると,細胞膜にある K_{ATP} チャネルが閉鎖し,細胞内カリウムの細胞外への輸送が抑制されて,細胞膜が脱分極を起こします.
- 細胞膜の脱分極によって,細胞膜にあるカルシウムチャネルが開き,細胞内にカルシウムが流入し,細胞内のインスリンが分泌されます.

すなわち,K_{ATP} チャネルをコードする遺伝子の異常によって K_{ATP} チャネルが開放し続けてインスリンが出なくなる…というのが,一部の新生児糖尿病の病態生理です.そして,K_{ATP} チャネルをコードする遺伝子の異常によって K_{ATP} チャネルが閉鎖し続けてインスリンが出っぱなしになる…というのが,これまた一部の持続性高インスリン性低血糖症の病態生理なのです.

ただし,仮死・子宮内発育不全などに伴う一過性の持続性高インスリン性低血糖症の場合,K_{ATP} チャネルそのものには異常がないことがほとんどです.この場合,K_{ATP} チャネルを開放してインスリン分泌を抑制することができれば,インスリンの過剰分泌が抑制できることになります.そこで,この目的で使用されるのが,ジアゾキシドです.

ジアゾキシドは,仮死・子宮内発育不全などに伴う一過性の持続性高インスリン性低血糖症の95%以上に有効との報告があります.ただし,利尿の低下・浮腫・心不全・動脈管再開通など循環動態に影響を及ぼす危険性があることも知られており,その使用には注意が必要です.

〔文献〕Yoshida K, Kawai M, et al: High prevalence of severe circulatory complications with diazoxide in premature infants. Neonatology 105: 166-171, 2014

54 チラーヂン S® のこと，ご存じですか？

> チラーヂン S® を知らない方はいないくらい，チラーヂン S® は NICU においてもよく使用される薬剤です．その特徴，使い方のコツなど，ご存じでしょうか？

　甲状腺機能低下症に対する，ホルモン補充療法を一手に引き受ける薬剤が，チラーヂン S® です．

　チラーヂン S® は，合成サイロキシン（T4；すなわちヨウ素を4つ持つ）製剤で，内服すると，その70-80％が小腸から吸収され，血中T4となります．ヒトの体内では，血清T3の80％は血中のT4が変化したものなので，通常，T4製剤であるチラーヂン S® さえ投与すれば，あえてT3製剤を投与する必要はありません．

　チラーヂン S® の大きな特徴の1つに，血中半減期が約7日と非常に長いことが挙げられます．このため，1日1回の投与で十分であること，最大の効果が発現するまでには1〜3週間程度を要すること，投薬をやめてもすぐには血中濃度が下がらないといったことは知っておく必要があります．もう1つ大切なことは，チラーヂン S® と同時に投与すると吸収が悪くなる薬剤の存在です．

チラーヂン S® の吸収を妨げる薬剤
鉄剤（インクレミンシロップ® など），コレバイン® などキレート作用のある高脂血症薬，アルミニウムや亜鉛を含む胃薬．

　とりわけ，インクレミン® はしばしば NICU でも使用する薬剤ですので，同時に投与しないよう気を付けてください．また赤ちゃんに胃薬なんて…と思われるかもしれませんが，マーロックス® などは時に乳幼児にも使用されているので，注意が必要です．

　とは言っても，これは，チラーヂン S® を投与する児に，インクレミン® を投与してはいけないという意味ではありません．

Rp)　チラーヂンS® **μg（分1朝）
　　　インクレミン® **mL（分1夜）
といったように，投与のタイミングを数時間あければよいだけの話です．

ちなみに，わが国でのチラーヂンS®投与後の晩期循環不全発症の報告を受けて，添付文書には以下の記載が追加されました．
- 低出生体重児，早産児
  ［低出生体重児や早産児では，晩期循環不全を起こすことがあるので，児の状態を観察しながら投与すること］

お忘れなく！

〔文献〕Kawai M, et al: Nationwide surveillance of circulatory collapse associated with levothyroxine administration in very-low-birth-weight infants in Japan. Pediatr Int 54: 177-181, 2012

チラーヂン末®とチラーヂンS®を間違えないように！

チラーヂンS®と似た名称の薬剤に「チラーヂン末®」があります．チラーヂン末®は成分名（一般名）が「乾燥甲状腺」で，動物（ブタ）の甲状腺を原料とする天然の甲状腺ホルモン薬（T3, T4）です．本薬剤には，T3とT4の両方が含まれていることや，また生物製剤のため成分が一定せず，甲状腺ホルモン濃度が安定しないことなどから，もはや使うべきではありません．間違えて処方しないよう，ご注意を！

55 ヒドロコルチゾン静注製剤をコートリル®に切り替えるとき，どうしていますか？

薬剤ついでに，コートリル®のことを考えてみましょう．ハイドロコーチゾンの静注からコートリル®に切り替える時，どんな風に考えて量を決めていますか？ステロイド剤の静注・内服について，考えてみましょう．

　ステロイド療法は，NICUにおいてもなくてはならない重要な治療法の1つです．そこで，経口ステロイド剤の吸収についてですが…

　市販されている経口ステロイド剤の吸収はすべて良好で，ほぼ100％吸収されるそうです．ただし，静脈内に直接投与される薬剤とは違い，腸管から吸収されたステロイド薬は門脈から肝臓へと運ばれるため，全身組織へ行く前に，最初に肝臓で代謝作用を受けてしまいます．このため，生体内有効利用率は多少劣ることになるのです．

　以上のことを考慮に入れて，NICUで使用頻度の高いコートリル®やデカドロン®は，内服量は注射量の30％増しにするのが良いという意見があります．ただし，これは成人の話で，早産児の代謝能を加味した量の調節方法に決まった方法はないようです（なお，プレドニン®，メドロール®などの場合は内服量と注射量は同じで良いそうです）．

〔文献〕桐野玲子：全身投与ステロイド薬の薬剤間の対応量について．鹿児島市医報48（3）：16，2009

56 デキサメタゾンとコルチゾールの使い分け？

NICU でよく使うステロイド薬の主だったものを 2 つ挙げよ！と言われたら，迷うことなく，デキサメタゾンとコルチゾールの 2 つを挙げられると思います．この 2 つの使い分け，ご存じですか？

デキサメタゾンとコルチゾールの違い，表にすると以下のようになります．

	血中半減期	グルココルチコイド作用	ミネラルコルチコイド作用
コルチゾール	1.2 時間	1	1
デキサメタゾン	3.5 時間	25	0

デキサメタゾンは半減期が長いことも重要ですが，最も重要な点は，天然型グルココルチコイド（コルチゾール）はグルココルチコイド作用・ミネラルコルチコイド作用をともに有するが，デキサメタゾン・ベタメサゾンなどの合成ステロイド薬はミネラルコルチコイド作用を持たないことです．

これは何を意味するかというと…

例えば，コルチゾールの昇圧作用について考える時，その作用は以下の 2 つの機序に依ります．
(1) グルココルチコイド作用：心拍出量を増やすとともに，末梢血管を上昇させる．
(2) ミネラルコルチコイド作用：腎でのナトリウム再吸収を促進し，循環血液量を増やす．

すなわち，この 2 つの機序によって，血圧を上昇させるわけです．

一方，デキサメタゾンの場合，ミネラルコルチコイド作用がないので，その分，血圧上昇作用が少ないことになります．

つまり，昇圧作用を目的にステロイド薬を使用する場合，血圧を上昇させたい訳ですから，わざわざ昇圧作用の少ないデキサメタゾンを使用する理由はありません．当然，コルチゾールを使用すべきです．

一方，慢性肺疾患などに対して抗炎症作用を期待してステロイド薬を使う場合，昇圧作用は好ましくない作用（＝副作用）であることが普通です．とりわけ，大量

のステロイドを投与して，抗炎症作用を強める必要がある場合，昇圧といった副作用の少ないデキサメタゾンを選択するという判断が出てくる訳です．

　ただし，近年，デキサメタゾンが中枢神経系に悪い…という考えが広まっているため，少なくとも，早産児の早期新生児期のデキサメタゾン投与は控えるべきと考えられるようになっています．

　すなわち，呼吸障害に対してステロイドを投与する場合も，まずはコルチゾール製剤を試みてみる．それで無効な場合にデキサメタゾン投与に移る，というのが最近のトレンドのようです．

〔文献〕Halliday HL, et al: Late (after seven days) postnatal corticosteroids for chronic lung disease in preterm infants. Cochrane Database of Systemic Reviews CD001145

　　　Halliday HL, et al: Early (up to seven days) postnatal corticosteroids for preventing chronic lung disease in preterm infants. Cochrane Database of Systemic reviews CD001146

57 ビタミンD_2とD_3の違い，25(OH)Dと1,25$(OH)_2$Dの違い，ご存じですか？

ビタミンD_2とかD_3って聞いたことありますよね．どう違うのか，どちらが有益なのか，ご存じですか？

ビタミンD_2とD_3の違い

ビタミンD_2は別名Ergocalciferolとも呼ばれ，シイタケなどの植物に多く含まれています．一方，ビタミンD_3は別名Cholecalciferolと呼ばれ，動物の肝臓などに多く含まれています．すなわち，植物由来のものがD_2，動物由来ならD_3と覚えておけば良いわけです．ビタミンD_2とD_3の効果の差については，両者で差がないという意見と，D_3の方が効果が高いという意見がありますが，差がないという意見の方が主流のようです．

ちなみに，私たちが診療で使用するパンビタン®はD_2を，マルタミン®はD_3を含有しています．

ビタミン25(OH)Dと1,25$(OH)_2$Dの違い

体内に吸収されたビタミンD_2あるいはD_3は，肝臓で水酸化を受け，25(OH)Dとなって肝細胞に蓄えられます．そして，必要な時にリンパ液中に放出され，腎尿細管で活性化され1,25$(OH)_2$Dとなるのです．

次に，25(OH)Dと1,25$(OH)_2$Dの差ですが，25(OH)Dの血中半減期は，15日間と比較的長いのですが，1,25$(OH)_2$Dの血中半減期は15時間と著しく短いことが特徴です．

以上のことから，ビタミンD欠乏性くる病を疑った場合に，ビタミンDの蓄積量の指標となりうるのは25(OH)Dのみで，25(OH)Dが低値であればビタミンD欠乏と診断することができます．しかし，25(OH)Dは保険適応がないので，これが難点です．

なお，保険適応があるのは1,25$(OH)_2$Dの測定ですが，ビタミンD欠乏状態では，25(OH)Dの活性化が亢進し，逆に1,25$(OH)_2$D高値となってしまうので，これを

測定しても，ビタミンD欠乏の診断には役立たないのです．

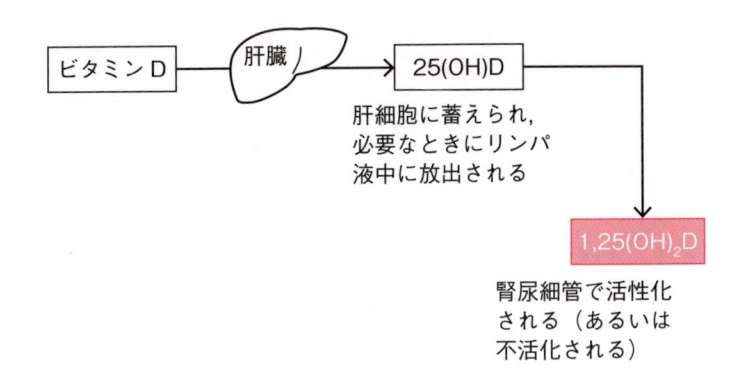

```
ビタミンD  →[肝臓]→  25(OH)D ────┐
                    肝細胞に蓄えられ，        │
                    必要なときにリンパ        │
                    液中に放出される          │
                                              ▼
                                        1,25(OH)₂D
                                        腎尿細管で活性化
                                        される（あるいは
                                        不活化される）
```

ビタミンD貯蔵型・活性型

　生体内のビタミンDは肝臓で水酸化を受け，25(OH)Dとなります．25(OH)Dは貯蔵型ビタミンDと呼ばれ，体内のビタミンDの過不足の重要な指標となります．体内に貯蔵されている25(OH)Dは必要に応じて，腎臓で活性化され1,25(OH)$_2$Dとなり，強い生物活性を発揮します．

〔文献〕向山政志：腎臓と内分泌代謝総論，最新内分泌代謝学（中尾一和編集主幹），p290-294，診断と治療社，2013

58 化学物質の単位について困ったことありませんか？

> 海外文献にでてくる単位と，普段使い慣れている単位が違う！なんて経験ありませんか？

　私の専門とする領域でしばしば，日本でよく使う単位と，海外の文献・教科書で使用されている単位が異なる物をいくつか紹介します．

血糖値

　日本では，専ら mg/dL で表記しますが，海外では mmol/L という単位もよく使用されます．その換算は，およそ 1.0mmol/L = 18mg/dL です．すなわち，2.5mmol/L = 45mg/dL，3.0mmol/L = 54mg/dL となります．これは，グルコースの分子量が 180 であることから計算しています（1mol = 180g）．

　時々，日本語訳した海外の教科書に，「低血糖の定義は 45mg/dL 以下」とか「血糖維持の目標は 54mg/dL 以上」などと書いてありますが，これは…下 1 桁に意味がある訳ではないのです．おそらく，原書では，2.5mmol/L とか 3.0mmol/L といったきりの良い数字が使われているのだと思います．

βヒドロキシ酪酸

　βヒドロキシ酪酸は，日本小児内分泌学会の高インスリン血症の診断基準では mmol/L 単位で扱われていますが，グルコース（mg/dL）と比較する際には，mg/dL に換算して考えるのが便利です．βヒドロキシ酪酸の分子量は 104.1 ですから，1mol=104.1g となります．すなわち，βヒドロキシ酪酸 1mmol/L = 10.4mg/dL となるのです．

コルチゾール値

　日本では専ら μg/dL で表記しますが，海外では nmol/L という単位がよく使用されます．
　換算は，1μg/dL = 27.59nmol/L で，1 nmol/L = 0.03625μg/dL です．こ

れは，コルチゾールの分子量が 362.47 であることから計算しているのです．

つまり，10μg/dL = 275nmol/L と覚えておけば，海外文献を読むとき頭に入りやすいです．

ビタミン D 値

ややこしいのが，ビタミン D，ビタミン A など効力（国際単位：IU）の単位と重量（μg）の単位が混在するものです．近年，どちらかというと質量単位が増えつつあるようです．

そこで，しばしば問題となるビタミン D についてですが，その換算は，1μg = 40IU，1IU = 0.025μg です．

ナトリウム

Na の分子量は 23 で，Cl（塩素）の分子量は 35.45 です．そこで，Na 30mg は NaCl（食塩）58.45mg に相当することになります．すなわち，Na 1mg は 2.54mg の食塩に相当することになります．このため，

$$Na（mg）\times 2.54 \div 1,000 ＝食塩相当量（g）$$

という計算が有用な時があります．

一方，輸液の組成計算をする際には，mEq の計算が必要になります．この際には，Na 1mol=23g で計算をします．例えば，「10% NaCl 20mL」は，20mL あたり 2g の NaCl を含みます．ということは Na だけだと 787mg 含んでいることになり，これは 34.2mEq に相当します．すなわち，10%NaCl 溶液は 1.71mEq/mL に相当するわけです．

59 出生後早期の新生児は，たとえ血糖値が低くてもケトン体を使用できるから大丈夫って本当ですか？

> 昔から，新生児はたとえ血糖値が低くても，脳はケトン体が利用できるから大丈夫！という人がいますが，これって本当でしょうか？

　私も，新生児の教科書に，このような記載がよく書いてあるので，本当なのだろうと思っていました．しかし，どうやら，この説はかなり怪しいようです．
　私が，このように感じ始めたきっかけの1つは，日本小児科学会誌に掲載された水本先生の論文です．この論文には，生後24-48時間以内に低血糖に陥った児のケトン体を測定しても，ほとんどの症例でケトン体の上昇を認めなかったことが記載されています．そこで，私も，低血糖のお子さんのケトン体をチェックしてみましたが，確かに，生後1-2日でケトン体が上昇しているお子さんはほとんど存在しないことが分かりました．ではなぜ，こんな通説が生まれたのだろう？？？ともやもやした気持ちでいたところ，このことを明確に論じた総説の存在を知りました．

　Pediatric Endocrine Society から発行された"新生児低血糖症の評価と管理に関するガイドライン"です（Thornton ら，2015）．
　これによると，生後48時間以内（＝出生直後の移行期）に生じる低血糖症の多くは一過性高インスリン状態によるものであり，ケトン体産生がみられないことはこれに合致するということです．
　また，この総説には，以下の記載があります（Wright ら，1983）．
（1）母乳栄養児のケトン体は生後1-2日には上昇しない．生後2-3日には軽度の上昇を認める（0.7-1.4 mmol/L）．
（2）人工乳栄養児のケトン体は上昇しない．
　これをもって，母乳栄養児はケトン体が利用できるから大丈夫というのは乱暴な意見です．というのは，この値は成人の飢餓時のケトン体値に比べるとはるかに低い値であり，決して十分高いという値ではないからです．また，日本小児内分泌学会の高インスリン性低血糖症の診断基準の，βヒドロキシ酪酸 2.0mmol/L 未満…

の範囲内の値なのです．

　すなわち，少なくとも「新生児はたとえ血糖値が低くても，脳はケトン体が利用しているから大丈夫！」という迷信には何の根拠もないのです．

〔文献〕水本　洋ら：生後48時間以内に低血糖を呈した新生児の血中3ヒドロキシ酪酸およびインスリン値の検討．日児誌 116(12): 1865-1868, 2012

　　　　Thornton PS, et al: Recommendations from the Pediatric Endocrine Society for Evaluation and Management of Persistent Hypoglycemia in Neonates, Infants, and Children. J Pediatr 167(2): 238-245, 2015

　　　　Wright LL, et al: The effect of early feeding on plasma glucose levels in SGA infants. Clin Pediatr (Phila) 22(8): 539-541, 1983

出生後早期の高インスリン血症の診断的意義（私見）

　出生後早期の高インスリン血症の診断について，年長児と同様の診断基準を用いると，高インスリン血症と過剰に診断してしまう…という議論がありました．

　しかし，実はそうではなかったのです．生後早期に低血糖を生じる児の多くは実際に高インスリン血症の病態だったのです．もちろん，これは，生後早期に高インスリン性低血糖症と診断した児に，年長児同様の治療（ジアゾキシド投与など）を行うべきという意味ではありません．「生後早期には，血糖調節機能が未熟なため，一過性の高インスリン血症によって低血糖に陥ってしまう児が決して少なくない．これらの児に対しては，適切な糖の補充を行い，慎重に経過を診るべきだ」ということなのです．

60 性分化疾患と性同一性障害の違い，知っていますか？

新生児領域で，メディカル・エマージェンシーの1つに数えられるのが，「性分化疾患」の性別診断です．一方，最近しばしば「性同一性障害」という語を耳にしますが…その違いをご存じですか？

性分化疾患

染色体・内性器（性腺）・外性器などが男性型・女性型のどちらか一方に統一されていないか，またはあいまいな状態である先天的疾患の総称が「性分化疾患」です．性染色体やホルモン分泌の異常が，性分化の過程で発生する病態で，出生時に男性・女性の診断を付けるのが難しい病態が多く含まれます．

通常，出生届は性別とともに，生後2週間以内に提出することになっているため，早急に性別診断を付ける必要性から，メディカル・エマージェンシーと呼ばれるのです．

性同一性障害

ヒトには生物学的な「性」，心理的・社会的な「性」があり，1人の個人において，この2つの「性」に対する自己意識が一致しない状態を「性同一性障害」と呼びます．すなわち，生物学的には完全に男女どちらかの性に属しており，本人もそれをはっきりと分かっているにもかかわらず，人格的には自分が〈別の性に属している〉と確信している状態を指すものです．

この2つの用語の使い分け，ご理解いただけましたか？

61 乳幼児および就学期以降の発育曲線が2000年以降更新されていないことをご存じですか?

今は2016年ですが,日本人の発育曲線は未だに2000年に作成されたものが使用されているのです.もう15年以上経過しているのですよ!こんなことがあってよいのでしょうか?

事実はまさにその通りなのですが,これは決して怠慢で,かつてのものを継続使用しているわけではないのです.2011年(平成23年)度には厚労省の科研費を使って,「乳幼児身体発育調査の統計学的解析とその手法及び利活用に関する研究」が実施されました.その結果は2012年(平成24年)3月に発表された「乳幼児身体発育評価マニュアル」に詳しく記載されています.そして,その中に以下の記載があります.

「乳幼児身体発育調査企画・評価委員会(平成24年3月22日)」において,集団の長期評価や医学的な判定に用いる乳幼児および就学期以降の体格標準値としては,2000年(平成12年)調査に基づく値を引き続き用いることになりました.これは,関係学会の「小児の体格基準値は,日本人の体格変化のトレンドが終了した2000年の値に固定することが望ましいとの見解などに基づくものです.

つまり,近代の生活様式(とりわけ食事)の欧米化によって,日本人の体格は年々大きくなりましたが,その変化は2000年をもってほぼ終了した,というのが最大の理由です.そして,近年,日本では出生体重の減少,女性を中心とした痩せの問題,あるいは運動不足に伴う基礎体力の低下など,好ましくない変化が生じつつあることが懸念されています.つまり,2000年以降,日本人の体格に起こりつつある変化は決して望ましいものとは言えないという医学的判断に基づくものなのです.

〔文献〕乳幼児身体発育評価マニュアル:http://www.niph.go.jp/soshiki/07shougai/hatsuiku/

62 SGA児が増えているのは，なぜ？

近年，SGA児が増えている…SGAで出生すると将来メタボリックシンドロームを発症しやすい，SGA性低身長症に対する成長ホルモン療法の保険適応が通っている…などから，SGAに対する関心が高まっています．SGA児が増えている要因として，母体の低栄養が取りあげられることが多いのですが，その他にはいったいどんな要因がSGA児をもたらし，それが近年増えているのでしょうか？

SGAをきたす要因は大きく3つに分類できます．
(1) 母体・胎盤の問題など胎児環境にかかわる問題
- 母体の疾病・習慣に起因する問題
  ▶ 母体の基礎疾患（高齢出産・糖尿病・甲状腺疾患・心疾患など）
  ▶ 母体の感染症（TORCH症候群など）
  ▶ 母体の嗜好（栄養障害・喫煙・飲酒・薬物乱用など）
(2) 胎盤に関する異常
- 胎盤の血管病変や感染
  ▶ 単一臍帯動脈・臍帯の付着異常・梗塞性病変・血管腫など
  ▶ 絨毛膜炎など
(3) 胎児因子の異常
- 胎児の遺伝性疾患
  ▶ 18トリソミーなどの染色体異常症
  ▶ Silver-Russel症候群（SRS）などの遺伝性疾患

近年，急速に増えている要因としては，特に以下のものが考えられます．
- 高齢出産の増加
  高齢出産では，低出生体重児が増えているという事実があります．子宮内環境の不良による胎児発育の障害のみならず，高齢出産は染色体異常症の増加といった問題を増やしている可能性も危惧されます．

● 妊婦の栄養不足・飲酒 / 喫煙率の上昇

別項にも記載していますが，現在の日本の深刻な問題です．

一方，急速な SGA の増加とどの程度関わっているかは疾患によって異なりますが…新生児科医にとって，臨床上，大きな問題となるのが，胎児要因による SGA です．従来，遺伝性疾患がそんなに急速に増えるわけがないと考えられがちでしたが，そうでないことも分かってきています．とりわけ，SRS は GH 療法の有用性も多数報告されていることから注目されている病態ですが，近年増えている…とも報告されています．

シルバーラッセル症候群（SRS）

【原因】
　11 番染色体 H19 遺伝子の低メチル化，IGF2 遺伝子の発現の抑制が SRS 発症に関与すると考えられていますが，関連する遺伝子領域として，第 7, 8, 15, 17, 18 染色体など，多数の候補座位の報告があります．7-10% の患者では，7 番染色体インプリント領域の異常が報告されています．

【症状】
◇子宮内発育障害，SGA で出生し（多くは 2000g 以下で出生），出生後も成長障害が持続，最終身長は -3SD 以下となります．
◇特異な顔貌：相対的大頭を伴う逆三角形の顔貌・薄い上口唇
◇第 5 指内弯
◇身体の左右非対称が有名だが，左右非対称を取らない児も決して少なくありません．

【SRS の発症数が増えている？】
　生殖補助医療によって，インプリンティング異常症が増えるという懸念が多数報告されています．Beckwith-Wiedemann 症候群，Prader-Willi 症候群，Silver-Russell 症候群などはインプリンティング異常の関与が証明されている疾患群であり，実際に増えているという報告も少なくありません．

〔文献〕Kagami M, et al: Silver-Russell syndrome in a girl born after in vivo fertilization: partial hypemethylation at the differentially methylated region of PEG1/MEST. J Assist Reprod Genet 24: 131-136, 2007

63 SGA児となる遺伝性疾患にがんを発症しやすい病態があると聞いたのですが？

> SRSはGH療法の適応となりますが，同じくSGAとなる遺伝性疾患の中には高率にがんを発症する病態が少なくないと聞きました．一体どんな病態があるのでしょうか？

SGAをきたす病態の中に「染色体不安定症候群」と呼ばれる病態があります．染色体不安定症候群とは，染色体の構造や数が生まれつき不安定になっている遺伝性疾患で，ファンコニ（Fanconi）貧血，ブルーム（Bloom）症候群，毛細血管拡張性運動失調症，ナイミーヘン（Nijmegen）症候群などが知られています．染色体が不安定であるということは，DNAが損傷を受けた際に正常に復しにくい，放射線などDNAを損傷する刺激が加わった際に変異が生じやすい，といったことから，悪性腫瘍の発症率が高いことが知られています．このような一群の疾患群の中で，以下のものはSGAで出生するため，注意が必要です．

ブルーム（Bloom）症候群

DNAの複製・修復に関与するヘリカーゼタンパクBLMをコードする*blm*遺伝子の異常による疾患で，常染色体劣性遺伝形式をとります．

小柄な体型，日光過敏性紅斑，免疫不全を特徴としますが，最も重要な点は高率に悪性腫瘍を発症することです．20歳までに，約3割の症例がなんらかのがんを発症するとされています．

ナイミーヘン（Nijmegen）症候群

NBS1（*Nibrin*）遺伝子変異による疾患で，常染色体劣性遺伝形式をとります．低身長・小頭症・特徴的な鳥様顔貌に加えて，免疫不全による易感染が特徴です．

ファンコニ（Fanconi）貧血

DNAの修復に働く16のファンコニ貧血責任遺伝子がこれまでに同定されており，わが国では約70％に遺伝子の変異が同定されています．低身長も表現型の1

つですが,染色体の脆弱性を背景に,1)進行性汎血球減少,2)骨髄異形成症候群や白血病への移行,3)固形がんの合併などを来しうる血液疾患です.

SGA で出生し,感染を繰り返す,あるいは血球系の異常がある,といった症例では,上記の疾患群も鑑別に入れるべきです.とりわけ,GH 療法の適応を考慮する際には,このことを忘れないでください.

> **SGA 性低身長症に対する GH 療法**
>
> 　成長ホルモン分泌不全性低身長症(GHD)に対する GH 療法は補充療法であり,0.175mg/kg/ 週と用量が決まっていますが,SGA 性低身長症に対する GH 療法は補充療法ではありません.GH が正常に分泌されていることを前提に GH の薬理学的な作用を期待して投与する治療であり,用量も GHD に対する量よりはるかに多い 0.23-0.47 mg/kg/ 週と定められているのです.
>
> 　このため,腫瘍発生リスクの高い「染色体不安定症候群」の児に投与することがないよう,注意が必要です.

〔文献〕小児慢性特定疾病情報センター:Nijmegen(ナイミーヘン)症候群(http://www.shouman.jp/details/10_2_13.html)

　　　難病情報センター:Bloom 症候群(http://www.nanbyou.or.jp/entry/887)

　　　Alter BP: Cancer in Fanconi anemia, 1927-2001. Cancer 97: 425-440, 2003

64 SGA児はたとえ太らなくても2型糖尿病になりやすいって本当ですか？

> SGA児はメタボリックシンドロームのリスクが高いとよく言われます．特に，2型糖尿病は太らなくてもなりやすいと耳にしますが，それって本当ですか？

確かに2型糖尿病は太った中年の病気…というイメージがあります．しかし近年，SGA児はたとえ太らないように体重管理を厳重に行っても，内臓脂肪の蓄積が生じやすく，その結果，2型糖尿病になりやすいと考えられています．一体，なぜSGA児は太らなくても内臓脂肪が貯まってしまうのでしょうか？

Adiposity expandability仮説

ヒトは生来，皮下脂肪を蓄えられる許容量が定まっており，それ以上の脂肪の蓄積が必要になると，内臓脂肪・臓器脂肪の順に脂質が貯まっていくという考えが，Adiposity expandabilityの考え方です．そして，その許容量は，白人に比べて我々日本人は少ないとされており，また，低出生体重児は正常範囲の体重で出生した児に比べて少ないとされているのです．

確かに，白人と日本人を比べてみると…白人では100kg超でも健康なスポーツマンといった人がいますが，日本人の場合，相撲の力士も多くが糖尿病などを患ってしまうことがほとんどです．

で…低出生体重児・SGA児に話を戻すと，やはり，そうなのかなぁと納得させられるところがあります．

日常診療で，SGAで出生し，その後どうやってもなかなか体重が増えない子ども…いませんか？食べることに興味がなく，小柄な子です．

これまで，そのような子には，できるだけ食べさせて大きくしようと頑張ってきましたが，もしかしたら，それって，内臓脂肪をせっせと増やしていただけなのかもしれません．痩せているから，皮下脂肪が少ないから，もっと食事を増やすよう

に…という指導は，もしかしたら，将来の健康という面からは良くないのかもしれません．

SGA で生まれた児の乳児期以降の栄養をどう考えるか？難しい問題です．

〔文献〕De Zegher F, et al: Adipose tissue expandability and the early origins of PCOS. Trends Endocrinol Metab 20: 418-442, 2009

Ibanez L, et al: Visceral adiposity without overweight in children born small for gestational age. J Clin Endocrinol Metab 93: 2079-2083, 2008

Adipose tissue expandability 仮説

SGA

SGA 児は皮下脂肪の許容量が少ないので…

少しの TG で皮下脂肪は充満してしまいます

それを超えた TG は内臓脂肪 臓器脂肪となるのです

皮下脂肪の許容量 / 皮下脂肪
トリグリセリド
皮下脂肪
トリグリセリド
内臓脂肪 / 皮下脂肪
トリグリセリド

AGA

皮下脂肪の許容量 / 皮下脂肪
皮下脂肪の許容量 / 皮下脂肪
内臓脂肪 / 皮下脂肪

65 先天代謝異常症の患者に遭遇する確率は宝くじに当たるより低い？

> 先天代謝異常症の多くは何十万出生に1人の発症頻度…と言われるような稀な疾患がほとんどです．ですので，皆さん，先天代謝異常症の患者さんに当たるなんて，まずない！と決めつけていませんか？

　先天代謝異常症の個々の疾患は稀なものが多いのは事実です．しかし，疾患数が多いので，群として捉えると決して，極めて少ない…という訳ではありません．

　例えば，アミノ酸代謝異常症の発症頻度は10万出生に15〜20人，有機酸代謝異常症では10万出生で4〜12人といった程度です．エッ！やっぱり少ない？と思われますか？

　でも，アミノ酸代謝異常症・有機酸代謝異常症・炭水化物代謝異常症・脂肪酸代謝異常症などなど，先天代謝異常症をすべて合わせると10万出生に40〜80人すなわち，日本中で考えると，年間400〜800人も出生している計算になるのです．そう考えると，決して「極めて稀」とは言えないし，自分が当たる可能性がないわけではない！という気がしてきませんか？

　少なくとも，宝くじよりははるかに高い確率で当たるのです．

　先天代謝異常症を診断する上で最も重要なことは，「常に，先天代謝異常症の可能性を考えること」と言われます．是非，鑑別診断の1つに，先天代謝異常症もお忘れなく！

Overview of the classification of IEM (inborn errors of metabolism)

・アミノ酸代謝異常症	・15.1-20.7/100,000 出生
・有機酸代謝異常症	・3.7-12.6/100,000 出生
・尿素サイクル異常症	・1.9-4.5/100,000 出生
・炭水化物代謝異常症	・2.3-6.8/100,000 出生
・脂肪酸代謝異常症	・…
・ミトコンドリア異常症	・3.2-20.3/100,000 出生
・ペルオキシソーム病	・3.5-7.4/100,000 出生
・ライソゾーム蓄積症	・7.6-7.4/100,000 出生
・プリン・ピリミジン異常症	・…
・ポルフィリア	・…
・金属代謝異常症	・…
	40-80/100,000 出生

（日本で年間1,000人近く生まれる！）

66 タンデムマススクリーニングって何？

近年，タンデムマススクリーニングが始まり，マススクリーニングが大きく変わったって言われていますが，タンデムマスって一体なんなのでしょうか？

辞書によると…タンデムの意味は，「縦に座席の並んだ二人乗りの自転車，縦に馬をつないだ2頭馬車，オートバイに二人乗りすること，これらから転じて，二人の有力者が指導・運営などを行うこと」などです．そこで，タンデムマスとは，質量分析計（Mass Spectrometry）が2台直列に結合され，その間に衝突活性化室を持つ装置のことで，この機器を用いて行うスクリーニング検査がタンデムマススクリーニングということになります．

検出器が2つ存在し，関心領域の物質あるいは特定の物質について，質量数・イオン価・開裂したフラグメントを分析して，それぞれを検出するため，1回のアッセイで多数の物質を同時測定できることが特徴です．

この検査機器を用いて，アシルカルニチンとアミノ酸を測定することによって，有機酸代謝異常・脂肪酸代謝異常症・アミノ酸代謝異常症を診断しているのです．

ところで，従来のマススクリーニングは，検査方法を確立したガスリー博士の名前をとって，ガスリー検査と称されていました．ところが，今度の名称は，検査機器の名称から名づけられたものです．ヒトから機械に…時代の移り変わりでしょうが，何となく侘しい気がするのは私だけでしょうか？

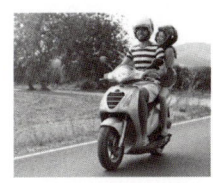

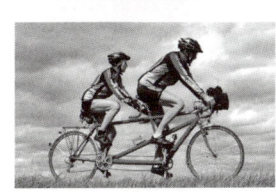

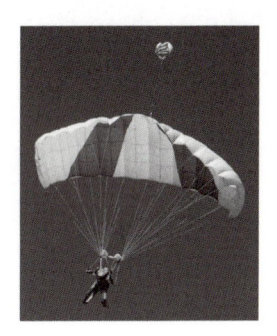

67 妊婦・授乳婦の経口抗菌薬が危ない！？

妊婦・授乳婦が，メイアクト®・フロモックス®・トミロン®といった経口抗菌薬を内服するのは危険だってこと，ご存じですか？

最近，頻用されているこれらの抗菌薬には，腸管での吸収が良く，よく効くという特徴があります．この腸管吸収の良さをもたらすために，これらの抗菌薬はピボキシル基を持っているのですが，これが2つの点で重要な問題をはらんでいます．

(1) タンデムマススクリーニングの疑陽性の原因となる！

ピボキシル基が体内に吸収されるとカルニチンと結合し，ピバロイルカルニチンとなりますが，血中に多量に存在するピバロイルカルニチンは C_5OH として，タンデムマスで認識されます．そのため，一部の有機酸代謝異常症（メチルクロトニルグリシン尿症・ヒドロキシメチルグルタル酸血症（HMG血症）・複合カルボキシラーゼ欠損症）の偽陽性となってしまいます．

(2) 新生児〜乳児では低血糖を生じさせる危険性がある！

ピバロイルカルニチンは他のアシルカルニチン同様，尿中に排泄されていくため，カルニチンが欠乏する危険性があります．二次性カルニチン欠乏は，長鎖脂肪酸の β 酸化の障害をもたらし，低血糖のリスクを高めます．

すなわち，ピボキシル基を有する抗菌薬の問題は，単にマススクリーニングの疑陽性を生じさせるだけではなく，児のカルニチン欠乏をきたし，低血糖を招く危険性さえあるのです．

このような問題から，新生児にはこれらの抗菌薬は使用すべきではないのはもちろんのこと，母体・授乳婦の使用も差し控える必要があるのです．

カルニチンの働き

(1) 長鎖脂肪酸はミトコンドリア内で，β 酸化を受けエネルギーを産生します．しかし，長鎖脂肪酸がミトコンドリアに入るにはカルニチンが必須です．

(2) 有機酸代謝異常症・脂肪酸代謝異常症などで，異常な有機酸・脂肪酸が体内で過剰に産生された場合，これらと結合してアシルカルニチンとなり，尿中に排泄されます．

68 脂肪酸代謝異常症って何！？

タンデムマススクリーニングが始まって，初めて耳にした！なんて方もおられるんじゃないでしょうか？脂肪酸代謝異常症をスクリーニングできるようになったことの意義について考えてみましょう．

　私達は，通常1日くらい何も食べなくても，すぐに死んでしまうことはありません．もちろん，お腹はすくし，身体によくないので，試すことはやめていただきたいですが…では，飢餓状態に陥った時，私達は一体どうやって，必要なエネルギーを作り出しているのでしょうか？

　飢餓状態の代謝で重要なのは，以下の3つの働きです．
(1) 肝臓に蓄えたグリコーゲンを分解し，エネルギーを産生する．
(2) 脂肪酸をβ酸化してエネルギーを産生する．
(3) 蛋白質（アミノ酸）・脂肪酸などから糖新生でグルコースを産生する．
　グリコーゲンの分解は，最も重要なものの1つですが，肝臓に蓄えられたグリコーゲンは10時間もするとほとんど使い尽くされてしまいます．
　そこで，必要となるのが脂肪酸の分解です．脂肪酸の分解はβ酸化と呼ばれ，この反応はミトコンドリアのマトリックスで行われます．すなわち，脂肪酸はミトコンドリア内部に移行した後に，β酸化を受け，エネルギーを産生することが可能となるのです．グルコースなどの炭水化物が1gあたり約4kcalのエネルギーに変換されるのに対して，脂肪酸は1gあたり約9kcalものエネルギーに変換されるということは聞かれたことがあると思います．この事実が示すように，脂肪酸は最も効率の良いエネルギー源なのです．

　脂肪酸代謝異常症は，β酸化の異常に基づく病態，すなわち脂肪酸がエネルギーとしてうまく利用できない代謝疾患の総称です．この疾患の患者さんは，飢餓状態に陥った時，energy crisis に陥り，低血糖・肝不全・脳症・突然死といった重篤な状態に陥る危険性があるのです．実際，これまで，インフルエンザ脳症と言われ

ている患者さんの多くが，実は脂肪酸代謝異常症の患者さんがインフルエンザに罹患し，食事が摂れなくなった時に energy crisis に陥っていたのだということが分かっています．

　そして，この病態が出生時にスクリーニングできるようになったのです．この病態を持っていることがあらかじめ分かっていれば，飢餓状態を避ける…脂肪酸の利用を促すべくカルニチン製剤をあらかじめ内服しておく…などといった予防的治療で，energy crisis を避けることができるのです．

　タンデムマススクリーニングで，脂肪酸代謝異常症がスクリーニングできるようになったことの意義！お分かりいただけましたか？

69 脂肪酸代謝異常症でなぜ低血糖になるの？

> 血糖値の維持機構で，糖の供給が遮断されると，最初に肝臓に蓄えられたグリコーゲンが利用され，それが枯渇すると，脂質の利用・糖新生が生じると学んだ記憶があります．そこで疑問ですが，脂肪酸代謝異常症でも，糖新生系に異常がなければ，低血糖にはならないはずなのではないでしょうか？

　ご指摘の通り，飢餓状態の代謝としては，以下の3つが重要です．
(1) 肝臓などに蓄えられたグリコーゲンを分解する（解糖系・TCA回路・電子伝達系）
(2) 脂肪酸を分解する（β酸化・TCA回路・電子伝達系）
(3) 糖新生でグルコースを産生する（糖新生系）

　ただし，(1)，(2)と(3)には本質的な大きな差があります．すなわち，(1)，(2)はエネルギーを産生する系であり，(3)はエネルギーを消費しつつグルコースを産生する系だという違いです．
　飢餓状態なのに，なぜ，わざわざエネルギーを消費してまでグルコースを産生するか？それは，脳・赤血球といった組織がグルコースに大きく依存しているからに他なりません．
　そして，糖新生系を働かせるためには，他の系でエネルギーを産生しなければならないのです．しかし飢餓状態では，10時間もすればグリコーゲンは枯渇してしまっていますから，必然的に(2)の脂肪分解に頼らざるを得ないのです．
　ところで，ここで1つ疑問が生じませんか？糖質以外でエネルギー源となるのは，脂肪に限ったものではなく，蛋白質・アミノ酸も重要なエネルギー源だったはずです．脂肪酸が使えなくても，蛋白質があればエネルギーは産生できるはずではないでしょうか？ところが，実は，蛋白質・アミノ酸からでは，糖新生を行うために十分なエネルギーを得ることはできないのです．あれっ？蛋白質・アミノ酸は1gあたり4kcalのエネルギーになるはずだったのでは？そうなのです，実は蛋白質・

アミノ酸はそんなに効率の良いエネルギー源ではないのです.

　蛋白質・アミノ酸は分解されるとエネルギーを産生しますが, その結果, アンモニアを生じます. ご存じのように, アンモニアは有害物質ですからこれを無毒化しなければなりません. そこで, アンモニアを無毒化して尿素に変換するのが尿素回路です. 重要な点は, アンモニアを無毒化する過程（＝尿素回路）はエネルギーを必要とする反応なので, 蛋白質・アミノ酸を無毒な尿素に変換するまでを考えると, 蛋白質・アミノ酸はエネルギー源としては, あまり役に立たないのです.

　このため, (2)脂肪が分解できない「脂質代謝異常症」では, 飢餓時に糖新生系を回すことができず低血糖になってしまうのです. 脂肪酸代謝異常症で低血糖が致命的になる理由, 理解していただけましたでしょうか？

70 有機酸代謝異常症とアミノ酸代謝異常症の違いって何！？

> タンデムマススクリーニングで診断されるようになったもう1つの病態が一部のアミノ酸代謝異常症と有機酸代謝異常症です．どちらも，あまり馴染みのない病態ですよね！？ところで，アミノ酸代謝異常症と有機酸代謝異常症，実はどちらもアミノ酸の代謝異常症です．その違いって一体何なのでしょうか？

　有機酸代謝異常症は，アミノ酸を代謝する経路を担う酵素反応の障害によって生じる病態を指します．エッ？それってアミノ酸代謝異常症のことじゃないの？と思いませんか？

　そうなのです．実は，アミノ酸代謝異常症も有機酸代謝異常症もどちらも，アミノ酸代謝の異常によって生じる病態なのです．

　その違いは，アミノ酸代謝の初期段階が障害された場合は，生体内のアミノ酸値が上昇し，過剰となったアミノ酸や合成できずに不足したアミノ酸が臓器障害をき

アミノ酸代謝異常と有機酸代謝異常の病態

アミノ酸代謝異常
【例】フェニルケトン尿症

正常者：フェニルアラニン → チロシン
罹患者：フェニルアラニン ✗→ チロシン

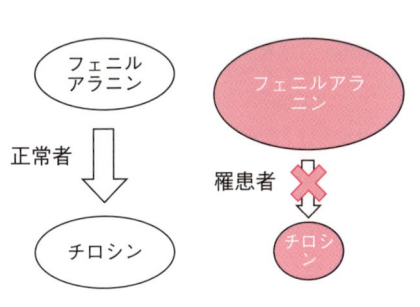

フェニルケトン尿症患者ではフェニルアラニンの過剰・チロシンの不足が臨床症状を引き起こす

有機酸代謝異常
【例】プロピオン酸血症

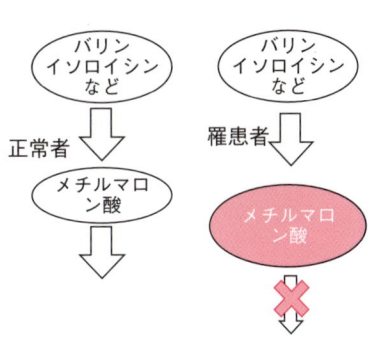

正常者：バリン・イソロイシンなど → メチルマロン酸
罹患者：バリン・イソロイシンなど → メチルマロン酸 ✗→

プロピオン酸血症の患者ではメチルマロン酸の過剰によるアシドーシス，エネルギーの産生不足が臨床症状を引き起こす

たすので，アミノ酸代謝異常症と呼ばれます．しかし，アミノ酸代謝の第2～3段階以降の段階に代謝障害が生じた場合には，アミノ酸ではなく中間代謝産物である有機酸値が上昇し，その物質の毒性やアシドーシスが問題となるので，有機酸代謝異常症と分けて呼ばれるのです．

　タンデムマススクリーニングでは，アミノ酸とアシルカルニチンという物質を測定しています．有機酸代謝異常症の患者さんの身体の中に蓄積した過剰な有機酸は，カルニチンと結合して特定のアシルカルニチンの増加をきたすため，有機酸代謝異常症の診断は，このアシルカルニチンの増加から診断されます．

　なお，アミノ酸代謝異常症はアミノ酸の測定から診断されるので，この点も違っていると言えば，違うのです．

71 今後，マススクリーニングの拡大が模索されている疾患をご存じですか！？

> タンデムマススクリーニングが始まり，対象疾患が大きく拡大されましたが，その他にも今後，マススクリーニングすべき！と考えられている疾患が多数あるのをご存じでしょうか？

　タンデムマスによる対象疾患を拡大する動きを別にしても，新たにマススクリーニングすべきと考えられている病態がいくつかあります．その代表例を概観しましょう．

原発性免疫不全症

　原発性免疫不全症は，主として易感染性が問題となる病態で，乳児期早期の感染が致死的であることも稀ではありません．とりわけ，わが国でも，乳児期に受ける生ワクチン（ロタ・BCG・麻疹・風疹・水痘など）を接種する機会が増えているので，スクリーニングの意義は急速に高まっていると言えます．

　さて，ではどうやって，スクリーニングするかですが，現在試みられている方法は，濾紙血からDNAを抽出し，TREC（T細胞受容体遺伝子再構成断片）およびKREC（Ig κ鎖遺伝子再構成断片）をPCRで同定する方法です．…ちょっとよく分からない部分もあるかと思いますが，要するにDNAを抽出し，遺伝子変異を同定する訳です．素人が聞くと荒唐無稽にも聞こえるかもしれませんが，実際，アメリカ・台湾などでも類似の方法によるスクリーニングが試みられ，成果が確認されているそうです．

ライソゾーム病

　ライソゾーム病は，かつては希少な上に，治療法がない疾患であり，正直，さほど注目度の高くない病態でした．しかし，酵素補充療法の開発が進み，早期診断・早期治療開始が求められる病態へと様変わりしました．そこで，スクリーニングを…との考えが出てきたわけですが，特に有望視されている疾患の1つがポンペ病です．

ポンペ病

　ポンペ病は，酸性αグルコシダーゼの酵素活性の低下/欠損によって，全身のライソゾーム内にグリコーゲンが蓄積する病態で，とりわけ，筋細胞の障害が問題となります．具体的には，心肥大・心不全・筋力低下・呼吸障害などです．発症時期により，乳児型・遅延型（若年型・成人型）に分けられますが，いずれも早期治療が治療効果に直結するため，早期診断・スクリーニングが望まれるわけです．その方法としては，濾紙血を用いて，酸性αグルコシダーゼの酵素活性を測定する方法などが試みられています．

　マススクリーニングには，費用対効果が求められるため，どこまで広がるか？は不明ですが，今後も技術の進歩が進むにつれ，予防医学・発症前診断が幅を利かせていくのが，時代の流れなのでしょう．

〔文献〕衛藤義勝（編）：ポンペ病（糖原病Ⅱ型），診断と治療社，2009
　　　　折居忠夫（総監修）：ムコ多糖症 UPDATE，E-N MEDIX，2011

ライソゾーム病のうち酵素補充療法が可能となっている疾患

　ゴーシェ病，ファブリ病，ポンペ病，ムコ多糖症Ⅰ型，ムコ多糖症Ⅱ型，ムコ多糖症Ⅵ型などの疾患に対して，現在，酵素補充療法の保険診療が可能となっています．疾患（製剤）によって，若干異なりますが，1-2週間に1回の点滴治療が行われています．

72 先天性動脈管依存性心疾患のスクリーニングをご存じですか!?

大動脈縮窄／離断症・左心低形成症候群は，生後数日の間に明らかな症状を呈さず，産科退院後，動脈管が閉鎖した時に突然ショック（ductal shock）を生じて突然死する…このため，これらの疾患が，1か月検診までに突然死する病態で最も重要だとされています．近年，海外では，これらの児を産科退院までにスクリーニングする動きが広まっていますが，ご存じですか？

　大動脈縮窄／離断症・左心低形成症候群は，多くの場合，上半身の血流は左心室に由来するため，顔面など上半身の酸素飽和度は低くありません．一方，下半身の血流は動脈管からの血流に依存しています．つまり，右心室から肺に行くべき静脈血の一部が動脈管を介して下行大動脈に流れ込むため，下半身の血流は静脈血となり，酸素飽和度が低い状態となります．

　このため，布団から出ている顔だけ見ていたら，チアノーゼに気付かず，健診をパスして，産科から退院してしまう危険性が高いのです．そこで，近年注目されているのは，これらの児では，右上肢に比べて下肢の酸素飽和度が低い and/or 下半身の酸素飽和度が低いという現象です．

大動脈縮窄症・大動脈離断症

動脈管が閉じたら…

下半身（動脈管合流部以下）の血液の多く（or 全て）が途絶えてしまう！

= Ductal Shock

左心低形成症候群

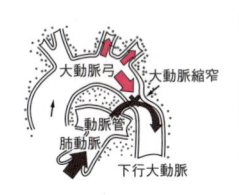

診断のポイントは？

下腿動脈の拍動をふれにくい！

下肢の酸素飽和度が低い！（<95%）！

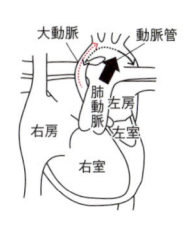

　そこで，生後24-72時間に下肢に酸素飽和度モニターを装着し，95％以上にならない場合は動脈管依存性心疾患のリスクが高いとするスクリーニングの有効性が，数多くの論文で報告されているのです．日本では，心エコーがかなり幅広く行

われているせいか，あまり話題にならないようですが…産科で出生する正期産児，すべてに心エコーを行うのは現実的ではないため，日本も見習った方が良いと思うのですが…

　なお，下肢の酸素飽和度が低いことに加えて，これらの病態では，下肢血流が右心室由来の血流であるため，動脈拍動を触れにくいのも，診断の重要ポイントです．新生児検診の際に，大腿動脈など下肢の動脈拍動を触れてみること！これもルーチンの診察に是非加えておきたいことの1つです．

〔文献〕Riede F T, et al: Effectiveness of neonatal pulse oximetry screening for detection of critical congenital heart disease in daily clinical routine – results from a prospective multicenter study. Eur J Pediatr 169: 975-981, 2010

　　　Hoffman JI: It is time for routine neonatal screening by pulse oximetry. Neonatology 99: 1-9, 2011

酸素飽和度モニターの装着部位

(1) 分娩室（蘇生の場面）では…

　NCPRでは，酸素飽和度モニターは右上肢に装着すべきであるとされています．これは，出生直後はまだ肺高血圧が残っており，動脈管での血液の流れが右左方向有意であるためです．左心室から出た血液が直接流れる右上肢の酸素飽和度は動脈血（すなわち脳へ送られる血液）の酸素飽和度を反映します．しかし，下肢の酸素飽和度は動脈管での右左シャント血が混合した血液の値となるため，動脈血の酸素飽和度を反映しないのです．なお，左上肢に行く血管は，動脈管結合部位の前後いずれの位置にあるか個人差があるため，この場面では，できるだけ使用しないことが望まれます．

(2) NICU（あるいは新生児室）では…

　生後12-24時間もすると，通常であれば肺高血圧は次第に取れ，動脈管を流れる血流は左右方向へと変わり，酸素飽和度の上下肢での差はなくなります．そして，いつまでたっても，上下肢差がなくならない，あるいは下肢の酸素飽和度が十分上がらないといった場合には，動脈管での右左シャントが持続する病態が考えられます．そこで，このような病態を見落とさないよう，下肢に酸素飽和度モニターを装着することが求められるのです．

73 タンデムマススクリーニングで尿素回路異常症が診断可能となったことの意義は？

> 近年，タンデムマススクリーニングが始まり，尿素回路異常症の一部が診断可能となりました．その意義は？

　尿素回路は，アミノ酸代謝に必須の経路であり，アンモニアを無毒化する重要なものです．この回路のいずれかのステップに障害があるのが，尿素回路異常症であり，高アンモニア血症を呈するのが特徴です．

　さて，タンデムマススクリーニングでは，これら尿素回路異常症の一部が診断可能となりました．

	疾患名	頻度	病態
×	オルニチントランスカルバミラーゼ欠損症（OTC 欠損症）	1人/8万出生	伴性劣性遺伝．男性では重症例が多く，新生児発症の多くは男児だが，成人発症もある．女性ヘテロ接合体で発症する例の80％は突然変異による．アミノ酸の特異的な上昇はなく，血清シトルリン低値，尿中オロット酸増加が重要．
×	カルバミルリン酸合成酵素欠損症（CPS1 欠損症）	稀	常染色体劣性遺伝．アミノ酸の特異的な上昇はなく，血清シトルリン低値，尿中オロット酸低値が重要．
○	シトルリン血症Ⅰ型（アルギニノコハク酸合成酵素欠損症）	1人/50万出生	常染色体劣性遺伝．新生児期発症型・遅発型・成人型と多様である．血清シトルリン高値が診断に重要．シトリン欠損症（シトルリン血症Ⅱ型）は二次的にアルギニノコハク酸合成酵素の活性が低下する別の病態である．
○	アルギニノコハク酸尿症（アルギニノコハク酸分解酵素欠損症）	1人/100万出生	常染色体劣性遺伝．血清・尿中アルギニノコハク酸高値が診断に重要．肝障害を主体とする．
×	アルギニン血症（アルギナーゼ欠損症）	稀	常染色体劣性遺伝．血清アルギニン高値が診断に重要．
×	Nアセチルグルタミン酸合成酵素欠損症（NAGS 欠損症）	稀	常染色体劣性遺伝．CPS1 欠損症と同様な検査所見を呈する．

　表に，尿素サイクル異常症の一覧を載せ，左端の段に，タンデムマス法で診断可能になった疾患に○を付けました．これからわかるように，診断可能となったのは，シトルリン血症Ⅰ型とアルギニノコハク酸尿症の2疾患ですが，これらは，

足しても，3人／100万人と稀な疾患です．一方，尿素回路異常症で最も頻度の高いOTC欠損症は診断できません．

そこで…マススクリーニング関係者には申し訳ありませんが，マススクリーニングで尿素回路異常症が診断可能となったことは，臨床医にとってあまり画期的なメリットとは言えないと思います．

高アンモニア血症のスクリーニングとしては役に立ちません．もちろん，たまたま上記2疾患と診断がつく患者さんにとっては大きなメリットですので，決して無意味ではありませんが…タンデムマス法で，診断がつかなかったからと言って，尿素サイクル異常症が否定できるわけではないのです．

もちろん，このような限界を知ったうえで，利用することは重要です．タンデムマス法で診断がつかなかった場合に，より可能性の高いOTC欠損症等，他の疾患を鑑別するための検査にすぐに移る！といった行動に移ることができれば，タンデムマス法は有意義と言えるのかもしれません．

〔文献〕河井昌彦：先天性アミノ酸代謝異常症．中尾一和編集主幹，最新内分泌代謝学，p618-622, 診断と治療社，2013

74 なぜ，ラシックス®を使用すると低K血症になるのでしょうか？

ラシックス®はNICUでもしばしば用いる利尿薬です．強力なNa再吸収抑制作用によって，Na利尿をもたらす薬剤です．ですので，ラシックス®使用時には当然，低Na血症になりますが，ついでに低K血症も生じます．ラシックス®は直接Kの排泄には作用しないはずなのですが，なぜ，こんなことになるのでしょうか？そして，これにはどう対処するのが良いのでしょうか？

ヒトの先祖は海水の中で生活していましたが，長い年月の間に陸に上がり，海水なしでも生きていく術を身に着けました．その「術」の最も重要なものの1つが「Naの排泄を抑制すること」です．なぜなら，海水の中で生活していた時には，Naは摂取し放題でしたから，Naの排泄を抑制する必要などなかったのです．しかし，陸に上がると，Naを摂取するのは簡単なことではなくなってしまったので，Naを保持できないと死んでしまうことになったのです．そこで，発達したのが，「腎尿細管におけるNaの再吸収機構」「レニン・アンジオテンシン・アルドステロン系（RAA系）」だと言われています．

腎糸球体では，最初に大きな分子を血中から失わないよう「濾過」が行われますが，Naは糸球体を素通りしますので，このままの形で尿が排泄されるとNaはすぐに失われてしまいます．そこで，近位尿細管・ヘンレ係蹄・遠位尿細管・集合管

腎臓の電解質調節機構

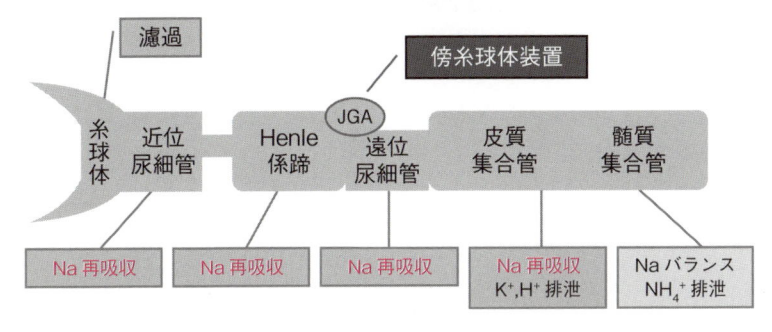

糸球体 → 近位尿細管 → Henle係蹄 → [JGA 傍糸球体装置] 遠位尿細管 → 皮質集合管 → 髄質集合管

濾過

Na再吸収 / Na再吸収 / Na再吸収 / Na再吸収・K^+,H^+排泄 / Naバランス・NH_4^+排泄

を通る間に多くの Na が再吸収される仕組みになっています．重要なことは，集合管は他の部位とは異なり，ホルモンの作用を受けて，Na の再吸収・分泌といった調節能を持っていることです．そして，その主役の 1 つがアルドステロンであり，これは，集合管に作用して，Na の再吸収／K の排泄を促すホルモンなのです．

　さて，ここでようやく本題のラシックス®です．ラシックス®はループ利尿薬に分類されますが，これはラシックス®がループ（＝ヘンレ係蹄）に作用するという意味で，ヘンレ係蹄における Na の再吸収を強力に抑制します．この結果，Na の尿中排泄が増え，尿量が増えるわけですが，ラシックス®の影響で，遠位尿細管〜集合管には多量の Na が流れることになります．すると，アルドステロンが「Na の再吸収／K の排泄を促進」しようと頑張ることになります．その結果，Na が失われることによる低 Na 血症だけでなく，著しい低 K 血症もきたすのです．
　そこで，ラシックス®使用時の低 K 血症を防ぐには，以下の 2 つの方法があります．
(1) K 投与量を増やす
　　当たり前と言えば当たり前の方法ですが，K 投与量を増やせば，たとえ，K 排泄量が多くても，血清 K は上昇するはずです．
(2) アルドステロン拮抗薬（ソルダクトン®，アルダクトン®など）を投与する
　　今お話ししたように，低 K 血症をもたらす主役はアルドステロンです．そこで，アルドステロンの「Na の再吸収／K の排泄」作用に拮抗する薬剤を投与すれば，低 K 血症は防げることになる訳です．実際，ラシックス®とアルダクトン®を併用されている施設が多いと思います．

〔文献〕河井昌彦：新生児医学，p203-208，金芳堂，2015

75 利尿薬の作用点とその使い分けについて,ご存じですか?

ラシックス®などループ利尿薬は非常に強い利尿薬だけど,その分,副作用も強い…サイアザイドはあまり効かない…高アルドステロン薬は低K血症の際に用いるけど,利尿薬としての効果は??などといったことはご存じと思いますが,ここでは,もう一歩その知識を深めてみましょう.

尿は腎臓で産生されますが,最初に糸球体で濾過され,その後,尿細管を通る間に必要な物質は再吸収され,不要な物質は尿中に分泌されるといった一連の修飾を受けて,最終的な尿になります.Naなどのミネラルは分子量が小さいので,糸球体の濾過膜をほぼ素通りしてしまいますから,このままでは,大量のNaが喪失してしまいます.そこで,腎尿細管における尿の生成過程はNa再吸収のために存在すると言ってもよいほど,精力的なNaの再吸収が行われているのです.

各部位におけるNa再吸収率

近位尿細管… 65-70%　　ヘンレ係蹄… 20-25%
遠位尿細管… 6%　　　　皮質集合管… 3%
髄質集合管… 2%

この数値が示すように,尿細管の上流ほど多くのNaが再吸収され,下流では少量のNaのみが再吸収される仕組みです.次に,それぞれの利尿薬の作用点を見てみましょう.図に示したように,フロセミドなどのループ利尿薬はヘンレ係蹄,サイアザイドは遠位尿細管,スピロノラクトンなどの抗アルドステロン薬は皮質集合管といった順に作用点が上流から下流へと下がってゆきます.これが,作用点と利尿薬の強さの関係です.元々,多量のNa再吸収が期待される部位に作用し,その機能を阻害する薬剤ほど,効果が大きい訳です.

また,当然ですが,Na再吸収を強く阻害すれば,Na排泄量が多くなり,低Na血症といった副作用も強くなるので,ループ利尿薬の方がサイアザイドより低Na血症をきたしやすいのです.一方,抗アルドステロン薬は,アルドステロンの「Na

を再吸収してKを分泌する」という作用に拮抗するため，Kを保持する作用がありますが，これだけでは利尿作用は期待できないのが納得頂けると思います．このため，抗アルドステロン薬はしばしば，ループ利尿薬と併用されるのです．

最後に，ループ利尿薬でしばしば問題となる高Ca尿症について考えてみましょう．

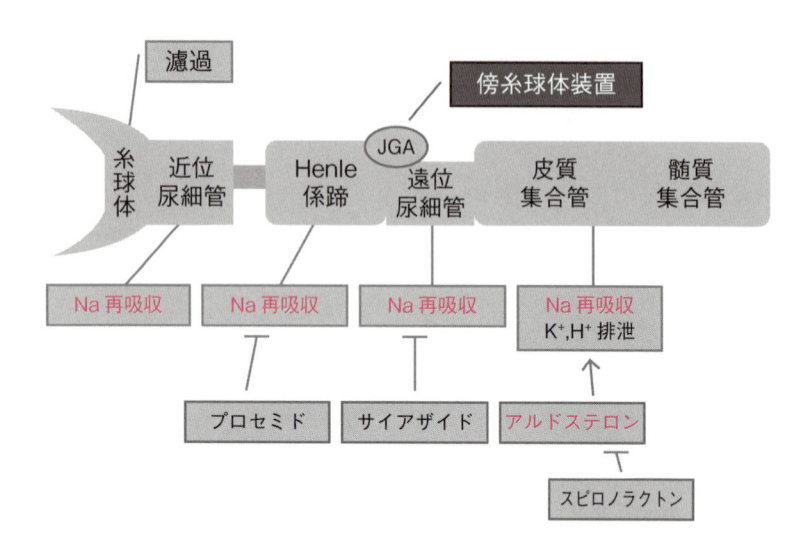

```
濾過                    傍糸球体装置
                         JGA
糸球体 近位尿細管 Henle係蹄 遠位尿細管 皮質集合管 髄質集合管

       Na再吸収  Na再吸収   Na再吸収  Na再吸収
                                    K⁺,H⁺排泄
                                      ↑
              プロセミド  サイアザイド  アルドステロン
                                      ↑
                                   スピロノラクトン
```

尿中Ca排泄の機序

(1) 腎臓からのCa排泄は一般にNa排泄と並行しており，近位尿細管でのNa輸送を支配するものと同じ多数の因子に影響されています．
(2) PTHは遠位尿細管でのCa再吸収をNaとは無関係に増加させます．

すなわち，近位尿細管に近いところに作用するループ利尿薬はNaに加えて，Caの再吸収も抑制してしまうため，高Ca尿症をもたらしてしまうのです．

一方，サイアザイドにはこのような作用はなく，逆に，サイアザイドは尿中Ca排泄を減少させると言われています．その機序としては…

(a) 遠位尿細管でのNa再吸収抑制が循環血液量の低下をまねき，それが，近位尿細管でのNaやCaの再吸収を促す．

(b) 遠位尿細管でのNa再吸収抑制のために，遠位尿細管における尿中Na濃度が上昇し，それが引き金となって，遠位尿細管でのCa再吸収を促進させる．

といったものが，考えられています．

　細かい作用はさておき，サイアザイドは尿中Caを低下させるため，ループ利尿薬で高Ca血症が問題となる場合には，サイアザイドを併用する，あるいはサイアザイドに変更するのが望ましいとされるのです．

　なお，ループ利尿薬による尿中Ca排泄を悪者のように書きましたが，高Ca血症の際には，ループ利尿薬による尿中Ca排泄促進白作用は，重要な治療の1つになるのですから，決して，悪いことばかりではないのです．「毒を持って毒を制す」の言葉通りです．

〔文献〕日本小児内分泌学会（編）：小児内分泌学（第12章尿細管異常），p511-552，診断と治療社，2009

76 カルシウムとリンの微妙な関係…ご存じですか？

NICUにおける電解質異常の東の横綱をNa，Kとすれば，西の横綱はCa，Pでしょう．ということで，Ca，Pについて，少し考えてみましょう．

低P血症

- **P不足**：低出生体重児の管理でしばしば目にするのが，P不足です．成人の場合，通常の食生活を送っているヒトではまずP欠乏になることはなく，どちらかと言えば，P過剰が問題になることが多いのですが，新生児はPの需要が大きい上に，経静脈栄養では，ややもするとCaは足りているが，Pは足りないという状況におかれることが多いのです．
- **P過剰あるいはCa欠乏**：P過剰はCa欠乏を惹起します．このため，Pが過剰になると，Caの不足を補うために副甲状腺ホルモン（PTH）の分泌が亢進します．PTHは腎尿細管からのP排泄を高めるため，低P血症となることがあります．このような場合，血清Pが低いからP不足だと思って，Pの投与を続けていると，ますますCa欠乏が深刻になってしまうので，要注意です．

両者の鑑別は尿中P排泄の多寡で可能です．すなわち，尿中P排泄が少なければP欠乏，多すぎる場合はP過剰あるいはCa不足と診断されます．低P血症を見

P過剰とCa欠乏

腸管におけるCaとPの吸収を考えると，Ca：Pが1：1程度であれば吸収は良いが，Ca：P比が1：2以上になると（＝Pが多すぎると）Caの吸収が阻害されてしまいます．すなわち，P過剰になるとCa欠乏が惹起されるのです．

理想的なCaとPの投与比は？

Ca：P比について，本書では1：1程度であれば良いと書きましたが，厳密には年齢によって，理想とする比には幅があるようです．

例えば，胎児は「在胎24週から満期の間の骨への沈着はCaで100-130mg/kg/日，Pで74mg/kg/日に及ぶ」とされていますので，Ca：P比は2：1にかなり近いことが分かります．一方，成人の教科書は1：1と書かれているものが多いようです．

た場合は，まずは尿中 P 排泄をチェックする！ということを忘れないでください．

高 Ca 血症

　成人領域では，高 Ca 血症の原因と言えば，原発性副甲状腺機能亢進症・腫瘍の骨転移・多発性骨髄腫などといった疾患が挙げられますが，新生児でそのような症例に出会うことはほとんどありません．

- **Ca 過剰 and/or P 不足**：新生児領域で高 Ca になる病態と言えば，Ca の過剰投与が最多と言えるでしょう．とりわけ，Ca を過剰投与し，P を投与していない状態が続くと，著しい高 Ca 血症を呈することがあります．Ca は P とともに与えられてこそ，骨に沈着してゆきますが，P が足りない状態で Ca が過剰に存在しても行き場がないためです．
- **ビタミン D 過剰**：ビタミン D は腸肝からの Ca の吸収を促進します．このため，ビタミン D 過剰は Ca 過剰に直結するのです．

低 Ca 血症

　生後早期の低 Ca 血症は生理的なものも多いのですが，遷延する場合は，以下のような原因を模索する必要があります．

- P 過剰
- ビタミン D 欠乏，Ca 欠乏

マグネシウムとカルシウムの微妙な関係

- 低 Mg 血症（Mg 欠乏）では，PTH 分泌は抑制されるため，低 Mg 血症が低 Ca 血症の原因となる
- 高 Mg 血症（Mg 過剰）では，PTH 分泌は抑制されるため，高 Mg 血症が低 Ca 血症の原因となる

　？？？そうなんです．Mg は多すぎても，少なすぎても PTH の分泌を抑制するので，低 Ca 血症の原因となりうるのです．

　もう 1 つおまけですが…

　　腎臓の集合管では，Ca と Mg は同じ受容体を介しています．このため，Ca を多く投与すると，Ca，Mg の再吸収がともに抑制され，尿中 Mg 排泄が増加します．つまり，母体への Mg 投与で，児が高 Mg 血症になってしまっている時には，Ca を積極的に投与すると，早く血中 Mg が下がってくれるというわけです．

- 副甲状腺機能低下
- 低 Mg 血症，母体への Mg 投与による Mg 過剰

余談ですが…炭酸飲料を飲むと骨が溶けるって本当!?

　骨を作る，いや骨に Ca と P を吸着させるには，Ca も P も必要です．一般に，Ca と P を口から摂取する場合，Ca：P＝1：1 程度が望ましく，Ca 対 P 比が 1：2 以上になると，Ca の吸収が悪くなり Ca 不足になってしまいます．Ca が不足すると，副甲状腺ホルモンの分泌が亢進し，骨の中の Ca が溶けだしてしまいます．そこで，各飲料の Ca と P の含有量ですが…

- 牛乳 100g…カルシウム 110mg，リン 93mg
- コーラ 100g…カルシウム 1mg，リン 16.5mg

　すなわち，炭酸水が骨を溶かすわけではありませんが，炭酸水は相対的に P 過剰をもたらし，Ca 欠乏，脱灰をもたらすリスクがあるかもしれないのです．

リンを多く含む食品

豆 類	大豆・えんどう豆・納豆など
木の実	ごま・アーモンドなど
海産物	のり・わかめ・いわし・鰹節・しらす干しなど
肉 類	ハム・ベーコン・レバーなど

　ここに示したのは 1 例ですが，このように我々が日常よく摂っている食品，とりわけ健康に良いと言われている食品にもリンを多く含む食品が多数あることが分かります．もちろん，これらの食品を食べてはいけないということではなく，カルシウム不足にならないよう，気を付けてカルシウムを摂ることが重要です．

77 高度分染法と普通の G バンドは何が違う？

多発奇形がある場合など，まずは G バンドの染色体を提出してみる…そんな機会は少なくないかと思います．そんな時，高度分染法というのを時折，耳にしますよね！？ G バンドと高度分染法，どこが違うのか？それで，検出できる異常の範囲がどう違うのか？ご存じですか？

染色体分析の王道，G-banding（G バンド）から話を始めましょう．ヒトゲノムはデオキシリボ核酸（DNA）から成り立っており，DNA は，発生・成長・代謝・生殖などヒトが営むあらゆる機能の遺伝情報を持っています．ヒトゲノムには約 25,000 の遺伝子（gene）が存在すると推定されています．このような膨大な量の遺伝子情報がばらばらに存在していたとしたら，その情報を必要時に利用したり，また次世代に正確に伝えることはできません．このため，遺伝子情報は，整然とした形で保管されています．

まず，ヒトの体細胞の核は 23 対 46 本の染色体から成り立っており，このうち，22 対（44 本）が常染色体（autosome）で，残りの 1 対が性染色体（sex chromosome）です．細胞はその種類によって分裂の速度は異なりますが，分裂を繰り返しながら生きています．

細胞分裂には体細胞分裂と減数分裂の 2 種類があります．
- 体細胞分裂（mitosis）は，1 つの親細胞から，遺伝情報が親細胞と同一な 2 つの娘細胞が生じるものです．
- 減数分裂（meiosis）は生殖細胞系列においてのみ生じるもので，生殖機能を持つ配偶子（gamete）を形成するものです．

染色体分析（G バンド）と関係するのは体細胞分裂の方ですので，ここでは，体細胞分裂に限って話を進めます．

さて，体細胞分裂ですが…細胞は以下の G1 期・S 期・G2 期・M 期の 4 つのサイクルを繰り返して体細胞分裂を行います．

(1) G1 期：DNA の合成が行われない時期，細胞によって G1 期の長さは大きく異なり，分裂の旺盛な細胞では G1 期は短く，分裂頻度の低い細胞では G1 の期間が長い．

(2) S期：DNAの複製が生じる時期で，2本の姉妹染色体から成る染色体対となる．
(3) G2期：DNAの複製が完了してから細胞分裂が始まるまでの短い期間．
(4) M期（体細胞分裂期）：以下の5つのステップで進行する．
　①前期（prophase）：体細胞分裂の開始期で，染色体凝集が始まる．
　②前中期（prometaphase）：核膜が破れ，染色体は細胞質全体に広がる．染色体は凝集を続けながら，紡錘体中心点に向かって移動を開始する．
　③中期（metaphase）：染色体の凝集は最大となる．また，染色体は細胞の赤道面に並ぶ．
　④後期（anaphase）：染色体がセントロメアにおいて分離し，姉妹染色体はそれぞれ，互いに反対極に向かって移動する．
　⑤終期（telophase）：染色体の凝集が解除され始める．その後，細胞質の分裂が生じ，2つの娘細胞となる．

　ここで，話を染色体分析（G-banding）に戻します．DNAがほどけて広がりきった状態では，染色をしても何も有益な情報が得られませんが，DNAが凝集した状態にあると，DNAは特徴的なパターンをとるため，染色すると，特有のバンド（濃淡）を示します．そこで，凝集が最も強くなった状態（③M期中期）で染色をするのが，Gバンドなのです．この染色法では，染色体全体を約320-400のバンドに染め分けることが可能となり，そのいずれかが欠けている…重複している…といったことを教えてくれます．

　ところで，凝集が強いと安定したきれいな像が得られることは間違いないのですが，凝集が緩い状態の方が，数多くのバンドに染め分けることが可能となります．しかし，凝集が緩すぎると，染め分けた像が不確かになり，情報が曖昧になります．そこで，高度分染法の場合は，濃縮度が少しだけ低い段階（①〜②M期前〜前中期）の細胞で検査を行っているのです．その結果，高度分染法では約550-800のバンドが検出可能となるため，Gバンドの約2倍の感度が期待できるのです．

　ですから，通常はまずはGバンドで検索し，怪しいバンドが…といった時に，高度分染法で検討し直す…といった順序で検討するのが一般的かと思います．

〔文献〕河井昌彦：新生児医学，p67，金芳堂，2015

78 染色体異常症で最も頻度の高い異常は何かご存じですか？

染色体異常症で最も頻度が高いのは，21トリソミーで決まり…と思われるかもしれません．しかし，本当は，それより頻度の高い異常があるのです．ご存じですか？

流産したお子さんの染色体を調べた検討によると，流産児にみられる染色体異常の代表的なものは以下のようになります．

Xモノソミー	18%
16トリソミー	16%
22トリソミー	5.7%
21トリソミー	4.7%
18トリソミー	…

[Carr DH, Gedeon M, 1975 より]

ご覧になったらお分かりになるように，トリソミーの頻度で最多なのは，16トリソミーなのです．しかし，16トリソミーは生存することができず，ほぼ全例流産となってしまうため，我々の目に止まることはないのです．一方，我々が最も遭遇することの多い，21，18，13トリソミーといった染色体異常は，生存できる可能性が高い故に，我々の目に触れる機会が多いのです．

もう1つ，注目すべきはXモノソミーの流産率の高さです．ターナー症候群は1人/2000〜3000出生の発症率とされていますが，実は，胎児死亡は遥かに多いのだそうです．出生までこぎつけたターナー症候群のお子さんの生命予後は決して悪くないのに，これほど胎児死亡（流産）が多いのは，不思議な現象です．

〔文献〕福嶋義光（監訳）：トンプソン＆トンプソン遺伝医学，p84，メディカルサイエンスインターナショナル，2009

79 NIPTのどこが問題？

近年，話題の母体血を用いた出生前遺伝学的検査（NIPT）ですが，倫理的に大きな問題を抱えていると言われます．その論点を整理してみましょう．

NIPTの長所

わが国では，高齢出産の増加から，13，18，21トリソミーといった染色体異常症の児を出産する確率が高まり，また，これらの染色体異常をもった赤ちゃんの出産を心配する妊婦が増えているという現実があります．これまで，高齢出産である，あるいはそれに加えて，超音波などの検査で胎児の染色体異常が疑われる場合に，羊水検査・絨毛検査が実施されることがありました．しかし，これらの検査には，決してその頻度は高くないものの，流産などの合併症のリスクがあり（羊水検査には0.3％，絨毛検査には1％の流産の危険があるとされています），侵襲性を伴うという欠点がありました．

そこに登場したのが，NIPTです．NIPTは，妊婦の血中に存在する胎児由来のDNA断片を解析し，胎児の染色体数の異常の有無を診断する検査です．このため，妊婦は血液検査を受けるだけで，胎児の13，18，21番染色体の数の異常の有無を調べることができるのです．

NIPTの問題点

NIPTの長所そのものが問題点となります．あまりに侵襲性がなく，手軽に実施できる可能性があるため，肝機能を調べるのと同じ手軽さで，胎児の染色体検査ができてしまう点です．

新生児医療に携わっているものなら，暗黙の了解として知っていることに…これまでも，21トリソミーと胎児診断され，人工流産に至っているケースが多数ある一方，21トリソミーを持って出生し，元気に幸せに暮らしているお子さんが多数存在するという現実があります．最近では，18トリソミーのお子さんでも長期生存例の報告は少なくありません．そのような状況のもと，この新技術をどこまで広

めるべきか？は非常に難しい問題です．このため現在のところ，NIPT は，NIPT コンソーシアムに属し，遺伝カウンセリングを実施できる施設においてのみ検査は限られています．

　もう1つ危惧するのは，この技術を利用すれば，その気にさえなればターナー症候群（45,X）やクラインフェルター症候群（47,XXY）といった染色体異常症の児も容易に診断ができるという事実です．これらのお子さんには，妊孕性に問題があるほかは，一般人と何ら変わりない人生を送れる方がたくさんいます．これらの疾患と診断された場合にどうなるか？を考えると，胎児期に染色体検査を行うことのあやうさを感じずにはいられません．もちろん，現時点では，これらの疾患は対象外で，あくまで対象は，13，18，21 トリソミーの3疾患のみですが…

〔文献〕Canick JA, et al: The impact of maternal plasma DNA fetal fraction on next generation sequencing tests for common fetal aneuploidies. Prenat Diagn 33: 667-674, 2013

2014年夏の新聞に，このような記事が掲載されました．

　「NIPT を受けた 7740 例中 142 例（2％）が陽性という結果を受け取り，110 名は陽性が確定して人工妊娠中絶を選んだ．そうしなかった人の多くはその後の羊水検査で疑陽性と判明した人や自然流産をした人などで，染色体異常を受け容れて妊娠継続を決めたのは 1 名のみだった」というものです．

　もちろん，このことから，すべての妊婦が「障害があれば生まない」という考えを持っていると考えるのは早計で，基本的に「障害がある事が分かったら産みたくない」と考える人が検査を受けることが多いからだと考えるべきでしょう．

80 ゲノム・インプリンティング（＝ゲノム刷り込み現象）のこと，ご存じですか？

> 最近，ゲノム・インプリンティングってよく耳にしますよね．で…，ちゃんと理解していますか？難しくって，よくわかんない…なんて方，ありませんか？

　私たちヒトは通常，22対（44本）の常染色体（autosome）と，1対の性染色体（sex chromosome）を持っていますが，その半分は父親から由来し，残り半分は母親から由来しています．そして，多くの遺伝子は，父由来であれ，母由来であれ，等しく発現する力を持っています．このことは，常染色体劣性遺伝疾患において，片方の親から病的な染色体が伝わっても，他方の親から正常な染色体が伝われば病気は発症しない，すなわち，正常な方の染色体がきちんと働くことがわかります．

　しかし，遺伝子の中には，父親から由来した時にのみ働く…あるいは母親から由来した時にのみ働く…といった性質のものが存在します．このように，由来に基づく情報がゲノムに刷り込まれている（＝刻まれている）ものをインプリンティング遺伝子（＝刷り込み遺伝子）と呼びます．この場合，例えば，母方由来の遺伝子のみが発現するインプリンティング遺伝子があったとして，何らかの理由で，母方から遺伝子が伝わらないといった異常が生じるとします．すると，たとえ父由来の遺伝子があったとしてもそれは働かないので，遺伝子の欠損症状がでる…といった事態になるのです．

　「何らかの理由」としては，「母由来の遺伝子が欠失した」「母由来の遺伝子に遺伝子異常を生じた」「父由来の遺伝子が重複して2個伝わってしまった」などの状況が考えられます．

　なお，この遺伝子情報の発現のOn/Offの切り替えには，DNAのメチル化がカギを握っていると考えられています．

インプリンティング異常の代表例をいくつか挙げてみましょう．
- **Prader-Willi 症候群と Angelman 症候群**
　15番染色体近位部（15q11-q13）がインプリンティング遺伝子で，父由来の遺伝子が欠失すると，Prader-Willi 症候群を発症し，母由来の遺伝子が欠失すると，Angelman 症候群を発症する．
- **新生児糖尿病の 6q24 関連異常**
　6番染色体短腕 6q24 領域にはインプリント領域があり，母由来の遺伝子は，胎児膵β細胞の増殖・インスリン分泌・インスリンシグナル伝達作用を促進し，父由来遺伝子がこれを抑制している．そこで，父由来遺伝子の過剰などが生じた場合に，新生児糖尿病を発症する．

ゲノム・インプリンティングの不思議

　多くの対立遺伝子は父親から伝わろうが，母親から伝わろうが同様に働きますが，インプリンティング遺伝子（＝刷り込み遺伝子）だけは，父母のどちらから伝わるかで，働く／働かないが運命づけられている，というのがゲノム・インプリンティングの基本概念です．

　それでは，インプリンティング遺伝子ってどのくらいあるのでしょうか？実は，哺乳類にはインプリンティング遺伝子は決して少なくありません．100-200 対ほどのインプリンティング遺伝子が存在し，胎児の成長や個体の行動に関係することが分かっています．

　一方，ゲノム・インプリンティングという現象は昆虫・魚類・鳥類などには存在せず，哺乳類のみの現象なのです．哺乳類が哺乳類たる所以，それがゲノム・インプリンティングに隠されているのかもしれません．

〔文献〕河井昌彦：新生児医学, p94-95, 金芳堂, 2015
　　　　依藤　亨：新生児糖尿病, 新生児内分泌研究会編著, 新生児内分泌ハンドブック第2版, p95-108, メディカ出版, 2014

81 エピジェネティクスのこと，ご存じですか？

最近，よく耳にするもう1つの遺伝用語に「エピジェネティクス」があります．いろんな先生が，エピジェネティクスについて，検討しています…なんて言っていますが，一体何を調べているのでしょうね？

epi- とは「上」「その上」「外」という意味で，epigenetics とは遺伝情報であるDNAの塩基配列の変化を伴わず，DNAやヒストンへの後天的な化学修飾によって遺伝子が制御される現象を指しています．すなわち，DNAの変化は生じていないにもかかわらず，その発現が左右される状況です．先ほどの，「インプリンティング遺伝子」もその1つで，両親のいずれに由来するかによって，DNAがメチル化を受けるか否かが決定されており，それによって遺伝子発現が左右される訳です．

近年，この現象が俄かに注目を集めている理由は，胎児期の栄養状態がエピジェネティック変異を生じ，その結果，メタボリックシンドロームなど生涯にわたる疾患をもたらすのではないか？と考えられるようになってきたからです．つまり，従来，疾患の原因となるものは「遺伝的要因」と「環境的要因」の対立する2つの機構のいずれか，と考えるのが一般的でしたが，「環境」が「遺伝子発現を修飾する」ということが明らかとなり，その機構の根幹の1つをなすのが，「エピジェネティクス」なのだということです．

なお，ゲノム・インプリンティングの項でもお話ししたように，DNAのメチル化はエピジェネティクスの最も重要な機序の1つであり，これを解析する「DNAメチル化の解析」が盛んに行われているのです．

〔文献〕Petronis A: Epigenetics as a unifying principle in the aetiology of complex traits and diseases. Nature 465(7299); 721-727, 2010

82 aCGHのこと，ご存じですか？

最近，よく耳にするもう1つの遺伝用語に「aCGH」があります．一体どんな検査で，どんな患者さんで考慮すべき検査法なのでしょうか？

　aCGHとはarray comparative genomic hybridizationの略で，日本語に訳すと，「アレイ比較ゲノムハイブリダイゼーション」ということになります．
　まず，CGH解析ですが，これはゲノムのある特定DNA領域のコピー数の増減を検出する方法で，本来2コピーあるのが普通ですが，トリソミーでは3コピー存在し，モノソミーでは1コピーしか存在しない…といったことを検出する解析法です．
　次に，アレイCGHですが，これはマイクロアレイチップ（ヒトゲノム上の，数十万個の異なる固有のDNA配列に対応するオリゴヌクレオチドを貼り付けた基盤）を用いて，CGHを行う検査法です．つまり，同時にゲノム上の多数の領域について一気にCGHが行えるようになり，ゲノムの全領域の解析が一気に行えるようになったのです．
　そこで，臨床現場において，「複数の奇形を有する，原因不明の精神運動発達遅滞を認めるなど，特定の疾患が想定されるわけではないが，何らかの遺伝子異常が疑われる」といった症例に対して，アレイCGHが試みられるようになってきました．従来は，臨床所見などから，可能性のある疾患を絞り込んで，その疑わしい疾患の遺伝子を解析するといった方法が当たり前でしたので，大変大きな差があるのです．
　では，アレイCGHの出現によって，どのくらい診断できる症例が増えたか？ですが…従来の方法では診断に至らなかった児の約10％が診断できるようになったといわれています．この10％をすごい！と捉えるか，たったの10％と捉えるかは考え方次第です．
　なお，方法論で記した通り，ゲノムの特定部位の数の変化を伴わない遺伝子異常はこの方法では捉えることはできません．すなわち，点変異，ごくわずかな欠失・重複といった微小な変化は捉えることはできないのです．

〔文献〕山本俊至：臨床遺伝に関わる人のためのマイクロアレイ染色体検査．診断と治療社，2012

83 難聴罹患者同士の結婚は，難聴の子どもが生まれるリスクが著しく高くなるのですか？

> 難聴には常染色体劣性遺伝する場合があると聞きます．両親が罹患者だとすると，子どもが罹患する確率は100％となるのでしょうか？

　確かに，例えば常染色体劣性疾患で有名な例として，先天性副腎過形成症（21 ヒドロキシラーゼ欠損症）の場合を考えてみると，両親ともに罹患者であれば，その子どもは，100％罹患することになってしまいます．これは，父由来の精子も母由来の卵子もともに，変異遺伝子を有するためです．

　しかし，難聴の場合は少し話が違います．難聴の中には劣性遺伝する場合がありますが，その遺伝子変異は多岐にわたります．すなわち，父親がA遺伝子のホモ変異によって難聴をきたしており，母親がB遺伝子のホモ変異によって難聴をきたしている場合，子どもはA遺伝子のヘテロ変異とB遺伝子のヘテロ変異は受け継ぎますが，各々ヘテロなので劣性遺伝性疾患では発症しません．つまり，難聴という表現型は同じでも，原因となる遺伝子が多数存在する場合には，子どもが発症する危険性は決して高くないのです．もちろん，血族結婚はないというのが前提ですが…

　このように，表現型は同じでも，原因となる遺伝子が多数存在する場合のことを「遺伝的異質性」と呼びます．遺伝カウンセリングの基礎知識としても重要ですので，是非，覚えておいてください．

〔文献〕河井昌彦：新生児医学，p90，金芳堂，2015

遺伝子座異質性（Locus heterogeneity）

　類似する表現型の多くは実際には異なる遺伝子座によって決定されています．その代表が…
難聴
網膜色素変性症などです．

　このため，両親が同様の表現型（難聴など）を呈していても，同じ遺伝子による疾患とは限らないので，注意が必要です．

84 いとこ婚はどれだけ危険か？

> いとこ婚など近親結婚は，児に遺伝性疾患のリスクが増えるとよく言われますが，一体どのくらい危険なのでしょうか？

　わが国の法律では3親等以内の直系血族との結婚は許されていないため，いとこ婚が最も血縁の濃い近親婚です．いとこ同士が，同じ祖父に由来する常染色体劣性遺伝子を共有する確率を考えるために，家系図を示します．

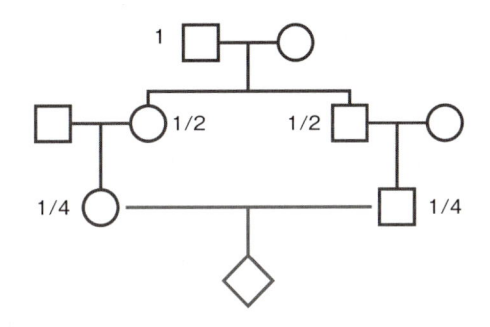

　祖父が常染色体劣性遺伝性疾患のヘテロである場合を考えます．これは，祖父に特定の遺伝子疾患の症状がない場合を意味します．
　祖父の子どもたちが，疾患遺伝子の「ヘテロ」である確率は，1/2となります．
　そこで，いとこ同士がそれぞれ「ヘテロ」である確率は，1/4となります．
　両親が「ヘテロ」の場合，その子どもが罹患する確率は1/4ですので，計算上，この子が罹患する確率は…**$(1/4)^3 = 1/64 ≒ 1.5\%$** となります．
　すなわち，いとこ婚でできる子どもが祖父（母）由来の常染色体劣性疾患遺伝子をホモで有する確率は1.5％となるのです．言い換えると，いとこ婚は祖父母世代の保因する常染色体劣性遺伝疾患を，1-2％程度の頻度で発症させるということになります．

　この結果の解釈ですが…

他人婚での先天異常の発症リスクは 3-5％ですから，いとこ婚はこれに 1-2％加算されるだけ，と捉えることもできます．

　一方で…他人婚であれば，数千〜数万人に 1 人の稀な疾患が，数十人に 1 人の高頻度で生じることになる，と捉えることもできるのです．

　なお，この計算は，あくまで，祖父世代が持っている疾患遺伝子がヘテロの場合です．

　「ホモ」すなわち，罹患者の場合，父母世代が「ヘテロ」である確率は 100％ですから，いとこ世代は 1/2 の確率で「ヘテロ」となり，いとこが祖父と同じ疾患を発症する確率は $(1/2) \times (1/2) \times (1/4) = 1/16 ≒ 6\%$ と跳ね上がるため，話は大きく異なるので，要注意です．

〔参考図書〕新川詔夫：遺伝カウンセリングマニュアル改訂第 2 版，南江堂，2003

いとこ婚

　日本ではいとこ婚が最も血縁の濃い近親婚として認められていますが，世界ではどうでしょうか？いとこ婚を許可するか否かは国によって異なり，文化的な差異が大きく影響しているようです．

　ヨーロッパの王族，貴族の間では，いとこ婚が頻繁に行われてきたのは有名で，ヨーロッパ諸国の多くはいとこ婚を認めていますが，カトリックの教えに反する違反行為だとする考えも根強いようです．なおアメリカでは約半数の州でいとこ婚は禁止されています．一方，イスラム文化圏では，いとこ婚は認められている地域が多いようですが，イスラム圏は 1 枚岩ではないので，いとこ婚に対する対応も様々なようです．

85 伴性劣性遺伝疾患なのに，女児も発症するのは，なぜ？

学生時代に，伴性劣性遺伝はX染色体を介して遺伝するので，X染色体に疾患遺伝子を持つ男児は正常なX染色体がないから発症するが，女児の場合たとえ1本のX染色体に疾患遺伝子を持っていても，もう1本のX染色体が正常である限り発症しないと教わった気がしますが…実際は，女児の報告も少なくありません．なぜ，そんなことが起こるのでしょうか？

　伴性劣性遺伝（XLR）の疾患は男児のみに発症し，女児は発症しないはずです．しかし実際には，オルニチントランスカルバミラーゼ（OTC）欠損症，Duchenne型筋ジストロフィーの保因女性が症状を呈することがしばしば報告されています．その理由は，X染色体の不活化にあります．

　46,XXの核型を有する場合，X染色体の1つが不活化されているのはご存じと思います．この不活化は発生初期に細胞ごとにランダムに決まるのですが，一度決まると以後ずっと維持されるのです．

　この不活化が，完全にランダムに生じる場合，確率的には，父由来のX染色体と母由来のX染色体が各々半分ずつ不活化されることが予想されるのですが，実際には，時に不活化に偏りがでることがあります．すなわち，XLR疾患の保因女性で正常X染色体が多く不活化されるという偏りがでると，症状が発現することになってしまうのです．

> **X染色体の不活化の偏りによって女性保因者が症状を発現しうる疾患**
> - Duchenne型筋ジストロフィー
> - 脆弱X症候群
> - 血友病A
> - オルニチントランスカルバミラーゼ（OTC）欠損症
> - Wiskott-Aldrich症候群
> - ファブリー病

　なお，このような原因のほかに，ターナー症候群の場合にも，XLR疾患を発症

することになります．こちらの原因はX染色体の不活化とは無関係で，ターナー症候群の患者さんは，男性と同じく，X染色体を1本しか持っていないため，生じる現象です．

〔文献〕河井昌彦：新生児医学，p92，金芳堂，2015
　　　　福嶋義光（監訳）：トンプソン＆トンプソン遺伝医学，p141-144，メディカルサイエンスインターナショナル，2009

X連鎖優性遺伝

　学生時代には，X連鎖劣性遺伝性疾患は女性には発症しないと習ったはずだったのに…ということで，その関連でX連鎖優性遺伝についてお話しします．
　これは，疾患遺伝子がX染色体にあり，疾患遺伝子が1つでもあれば症状が出現する疾患です．ということで，男女ともに発症するかと思いきや，X連鎖優性遺伝では，一般に女性患者の方が軽症で，男性患者は重症となります．これは，女性はX染色体を2本持っており，たとえ一方が疾患遺伝子でも，もう片方のX染色体には正常遺伝子がのっているため，症状が軽くなります．しかし，男性は1本しかX染色体を持っていないため，X染色体に疾患遺伝子がある場合，正常な遺伝子を持たないためです．その結果，男性はしばしば致死的となり，患者は全て女性となる場合があるのです．
　このような男性致死となるX連鎖優性遺伝には，Rett症候群，Aicardi症候群・色素失調症（Incontinentia Pigmenti; IP）などがあります．

86 母親にミトコンドリア病の症状がなくても，子どもが発症することがあるのはなぜ？

> 学生時代に，ミトコンドリアは母系遺伝すると習いましたが，実際は母親には症状がないのに，重症の子どもが生まれることが少なくありません．なぜ，そんなことが起こるのでしょうか？

ミトコンドリアはその内部に DNA を持っています．これは，核内 DNA とは以下の点で異なっています．

ミトコンドリア遺伝子の特徴

- ▶ ミトコンドリア DNA は 1 本鎖環状構造である．
- ▶ 核 DNA より変異が起きやすい（約 10 倍の頻度）．
- ▶ 37 個の遺伝子から成り，その最終産物は 13 個の蛋白質，2 個のリボソーム RNA，22 個の転移 RNA である．
- ▶ 電子伝達系（ミトコンドリア呼吸鎖）の酵素蛋白の多くは核 DNA にコードされており，ミトコンドリア DNA にコードされているものは少ない！

ミトコンドリア病が母系遺伝する機序

精子形成の過程で，精子のミトコンドリアは全て消失してしまいます．一方，卵子はミトコンドリアを保有し続けるため，ミトコンドリアは卵子由来のもののみが次世代に受け継がれます．すなわち，受精卵のミトコンドリアは全て卵子由来となるのです．

ミトコンドリア病は無症状の母から重症の児が生まれることが少なくない理由

ほとんどの細胞は数百～1,000 個程度のミトコンドリアを持っているのですが，始原生殖細胞は極めて少ない数のミトコンドリアしか持っていません．すなわち，母体の体細胞では数百個あるミトコンドリアが，始原生殖細胞の段階で数個まで減少し，その後，それぞれの細胞内で増幅されるのです．そこで，問題となるのが，ボトルネック効果です．図に示したように，ボトルネックを経ることで，変異ミト

コンドリアの比率が大きく変化してしまうのです．

始原生殖細胞

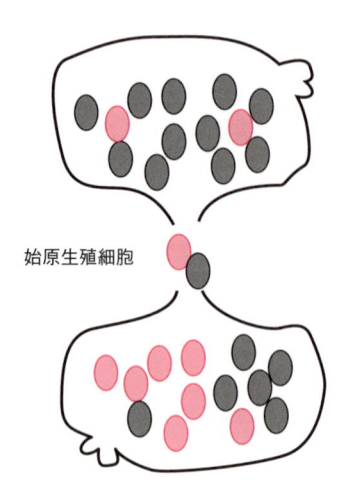

〔文献〕福嶋義光（監訳）：トンプソン＆トンプソン遺伝医学，p156-159，メディカルサイエンスインターナショナル，2009

ボトルネック効果

　「ボトルネック効果」という呼び名は，細い瓶の首から少数のものを取り出すと，元の割合から見ると特殊なものが得られる確率が高くなる，という原理から来たものです．

　遺伝用語に「創始者効果」というのがありますが，これもボトルネック効果とほぼ同じ原理です．創始者効果とは，個体群のごく一部のみが隔離され，その子孫が繁殖した場合に，同様の集団ができるという現象で，最初に隔離された少数の人々（創始者）の遺伝子型が引き継がれるために起こる現象です．

87 ダウン症に関する統計学

ダウン症に関する雑学です.
- ダウン症では猿線が特徴的と言われますが,猿線がある人がダウン症である確率をご存じですか？
- ダウン症は高齢妊婦に多いことはよく知られていますが,ダウン症の児の母親は高齢妊婦が多い…というのは間違いだということをご存じですか？

猿線がある子はダウン症である可能性が高い？

実は,私は両手共に,完全な猿線を持っているので,医学生となって,ダウン症の講義を聞いたとき,どきっとしたのを今でも覚えています.

さて,その猿線ですが,一般人が猿線を有する頻度は片側で約4％,両側では約1％だそうです.一方,ダウン症では約半数（50％）に片側の猿線が認められます.日本人が年間100万人生まれるので,少なくとも片側に猿線を持った赤ちゃんは年間に約4万人生まれます.

そこで,ダウン症の発症頻度を1/800で計算すると…ダウン症の赤ちゃんは年間1,250人生まれる計算となり,その半分の約600人が猿線を持ったダウン症の

> **猿線を持つ有名人**
>   織田信長,豊臣秀吉,徳川家康,イチロー,手塚治虫,福山雅治,小澤征爾,明石家さんま,など
> …つかんだ運は絶対にはなさないとも言われる縁起の良い手相線とも言われます.
>
> **猿線という用語について**
>   この手掌の紋様が,ダウン症に特異的でないにもかかわらず,ダウン症の特徴として過度に強調されること,人体の名称に動物（人より劣った生物）の名称を用いるべきではないという議論があり,猿線という用語は避け,「手掌単一屈曲線」と呼ぶべきだとの意見があります.

お子さんということになります．

　つまり，猿線を持った赤ちゃん 4 万人のうち 600 人がダウン症，すなわち約 60 人に 1 人がダウン症ということです．猿線がある赤ちゃんがダウン症である確率は 1.7％に過ぎない…という結論になるのです．

ダウン症児を出産したお母さんは高齢であることが多い？

　近年，日本では急速に高齢出産が増えているので，この計算は数年後には大きく変わるかもしれませんが…とりあえず，高齢出産（35 歳以上の妊婦からの出産）の比率を約 15％として計算してみます．

　ざっくりと…30 歳以下の妊婦がダウン症の児を出産する確率を 1/1,000，35 歳以上の妊婦がダウン症の児を出産する確率を 1/300 として計算してみます．

　日本の年間出生数 100 万人のうち，高齢出産の母親から生まれる赤ちゃんの数が 15 万人，非高齢出産の母親から生まれる赤ちゃんの数が 85 万人です．このうち，児がダウン症となるのが，高齢出産では 15 万 × 1/300 ＝ 500 人，非高齢出産では 85 万 × 1/1,000 ＝ 850 人 となります．

　すなわち，ダウン症の児が高齢母体から生まれやすいことに疑いはないのですが，ダウン症の児のお母さんは…高齢出産ではないことの方が多いのです．

〔文献〕新川詔夫（監修）：遺伝カウンセリングマニュアル改訂第 2 版，南江堂，2003

88 p値＜0.05の持つ意味，ご存じですか？

統計を計算する時，最も気になるのが，p値が0.05を切るか？ではないでしょうか？ところで，p値＜0.05の持つ意味，考えたことがありますか？

　pは確率（probability）のpです．全く相関のない数字を組み合わせた時にそのp値が出る確率を表しています．
　例えば，p値が0.05であるという場合，その数字の組み合わせが生じる確率が5％であるという意味です．2個サイコロを振って，1のぞろ目か，6のぞろ目の出る確率…それがp＝0.05です．
　1のぞろ目の出る確率は$(1/6)^2 = 1/36$で，6のぞろ目が出る確率も1/36
　すなわち，1のぞろ目か，あるいは6のぞろ目の出る確率は1/18＝0.056です．つまり，p値が0.05未満ということは，1のぞろ目か，あるいは6のぞろ目の出る確率より低いという意味になります．もう少し正確に言うと…
　それぞれの目が均等に出るサイコロが2個あったとします．均等に出るというのは，1〜6までがそれぞれ1/6の確率で出るサイコロという意味です．さて，そのサイコロを2個同時に振ることにしました．ところが，出たサイコロの目が1のぞろ目（あるいは6のぞろ目）だった場合，このサイコロは「それぞれの目が均等に出るサイコロ」と言ってよいか？という問題です．こんな確率の低いことが起こるのは，サイコロが正しくない（いかさまサイコロ？）のでは？？？という話です．すると，先ほどの計算ですが，サイコロが1のぞろ目か，6のぞろ目となる確率は5％ですから，95％の危険度で，このサイコロはいかさまだ…という結論に達する，というのがp値＝0.05の意味です．
　我々が，臨床研究をする際に金科玉条のごとく，水戸黄門の印籠のようなp値＜0.05とはこんな数値なのです．
　これを，なるほど低い確率だ！と感じる方もあれば，そのくらい起こりそう…と感じる方もあるかもしれません．

89 酸素は危険？

2010年のNCPRで酸素ではなく空気による蘇生が重要とされたころから，新生児医療においても酸素は危険という概念が広まってきました．しかし，実は「酸素が危険だ」と言い出したのは，220年以上前のイギリスの科学者プリーストリまでさかのぼるのです．

45億年前，地球ができたときには，地上に酸素はありませんでした．30億年前，原始生命体が誕生して，植物が発生し太陽光を受けて，光合成が起こり，酸素が発生したのです．酸素は大変な毒性があるため海が酸素化され，当時ほとんどの生命体が死滅してしまいました．

ところがその生命体の中に，酸素の毒性を抑え，これを利用する生物が出現しました．それが進化し，我々の祖先となったのです．

酸素は，我々の生命活動にとって必須のものですが，やはり，実は身体に害をおよぼす「毒」でもあるのです．

そのことに最も早く気づいたのは，220年以上も前のイギリスの科学者プリーストリです．彼は酸素について実験していたのですが，あるとき酸素だけの中でロウソクを燃やすと，ふつうの空気の中より数倍早く燃え尽きてしまうことに気づきました．その現象から彼は，「人間も同じように，酸素だけの空気の中では体力がはやく消耗してしまい，生命もはやく燃え尽きてしまうかもしれない」と書き記して，酸素の危険性を示唆したのです．

なくてはならない酸素ですが，多すぎても健康を害するのです．

一時「エアロビクス」など有酸素運動が健康によいと謳われ，スポーツクラブに通って，エアロビクスで汗を流すのがもてはやされました．しかし，過度なスポーツは活性酸素を増やしてしまうので，かえって健康を害するというのが最近の定説です．もちろん，適度な運動が身体に良いのは間違いないので，何事も「ほどほどに」が重要ということです．

90 生態にとって酸素はなぜ必要？

> 我々のような多くの生物にとって，酸素は必要欠くべからざる物質です．
> ところで，なぜ生物には酸素が必要なのでしょうか？

　肺でガス交換され取り込まれた酸素は，血液を介して末梢組織に運ばれます．各組織は，休むことなくエネルギーを産生し消費していますが，そのエネルギーの産生には酸素が必須です．すなわち，組織において，酸素を利用した代謝経路には，解糖系・TCA回路・呼吸鎖（電子伝達系・酸化的リン酸化）など，生体のエネルギー産生に重要なものが多数あるのです．もし酸素がなければ，解糖系以外の代謝経路，すなわちTCA回路・呼吸鎖（電子伝達系・酸化的リン酸化）はすべて作動せず，細胞は著しいエネルギー不足に陥ってしまうのです．

　1例ですが，細胞膜では，ATP依存性Na/Kチャネルが存在し，これは常に，細胞内のNaを細胞外に，細胞外のKを細胞内に輸送しています．この機能によって，細胞内の高K低Na状態，細胞外の高Na低K状態が維持されています．もし，エネルギー（ATP）がなければ…このチャネルは働くことができず，細胞外K濃度が上昇し，心筋は動作を停止することになるのです．やっぱり，酸素は必要です．

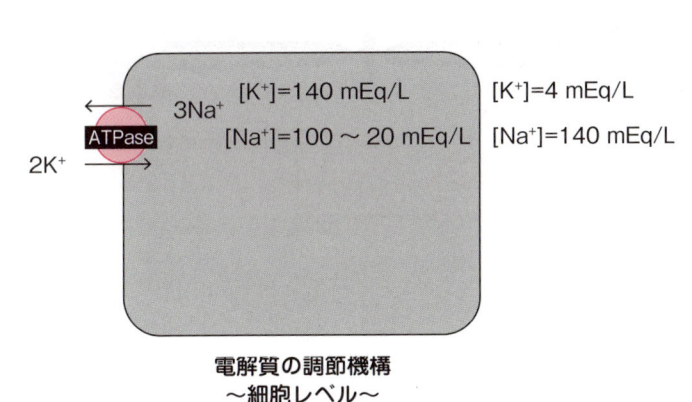

図：電解質の調節機構 〜細胞レベル〜

- 3Na$^+$ ／ 2K$^+$ ／ ATPase
- 細胞内：[K$^+$]=140 mEq/L，[Na$^+$]=100〜20 mEq/L
- 細胞外：[K$^+$]=4 mEq/L，[Na$^+$]=140 mEq/L

〔文献〕上代淑人ら（監訳）：イラストレイテッド　ハーパー・生化学　原著28版，p176-184，丸善，2011

91 なぜ，嫌気性代謝では乳酸の産生が高まるのか？

低酸素血症・嫌気性代謝で困ることの1つに，乳酸性アシドーシスが挙げられます．なぜ，嫌気性代謝の際，乳酸なんて産生されるのでしょうか？乳酸って，利用価値のない悪者なのでしょうか？

細胞内に取り込まれたグルコースは，エネルギー産生が必要な状況では，即座に「解糖系」に入り，ピルビン酸まで分解されます．

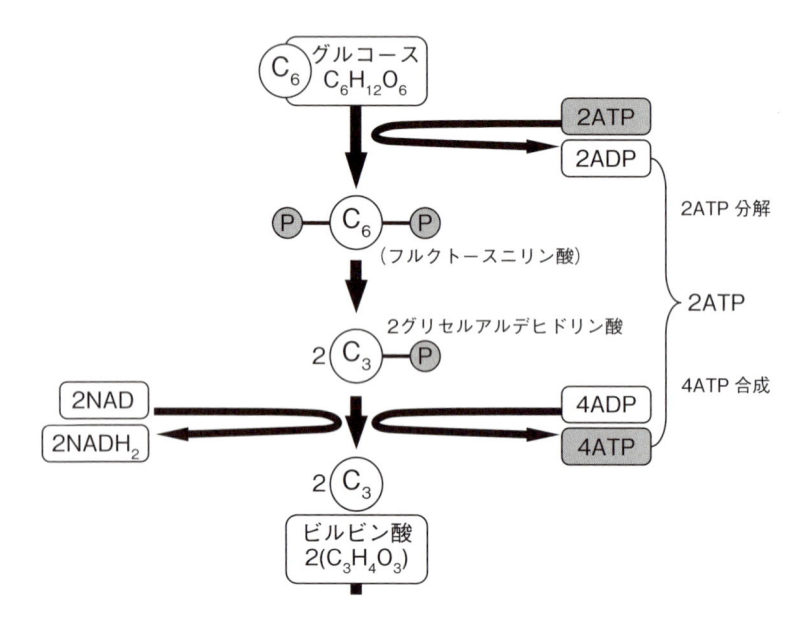

```
        グルコース
    C₆  C₆H₁₂O₆
         │              2ATP
         │ ←──────────
         ↓              2ADP ┐
                              │  2ATP 分解
    P─C₆─P                    │
   (フルクトース二リン酸)      ├ 2ATP
         │                    │
         ↓  2グリセルアルデヒドリン酸  │
    2 C₃─P                    │
         │                    │  4ATP 合成
  2NAD   │          4ADP      │
  ──────→│ ←──────────       ┘
  2NADH₂ │          4ATP
         ↓
        2 C₃
       ピルビン酸
       2(C₃H₄O₃)
```

グルコース1分子がピルビン酸まで分解される際には2分子のATPが産生されます．その後，酸素があれば，ピルビン酸は，TCA回路・電子伝達系へと入り，もっと多量のATPを産生することができるのですが，酸素のない状況ではピルビン酸はTCA回路に入ってゆくことができません．それなら，ここで，ピルビン酸までで反応が止まってくれたら乳酸なんて産生しなくて済むのに…と思われるかもしれません．

しかし，図をよく見てください．グリセルアルデヒドリン酸がピルビン酸に変換される時，$NADH_2$ が同時に産生されます．$NADH_2$ は電子伝達系が作動している時には問題がないのですが，低酸素で電子伝達系が作動していない状況では，細胞質内に貯まってしまうことになります．そして，$NADH_2$ が貯まってくると，グリセルアルデヒドリン酸をピルビン酸に変換する反応が起こらなくなり，解糖系すら回らなくなってしまうのです．

　そこで，ピルビン酸を乳酸に変換する化学反応が生じます．なぜなら，ピルビン酸を乳酸に変換する際には $NADH_2$ を NAD に変換する反応が同時に生じるからです．

　すなわち，嫌気性代謝時に解糖系を回して ATP を産生するためには，解糖系で生じる $NADH_2$ を NAD に戻す反応が必要であり，その反応こそが，ピルビン酸を乳酸に変換する反応なのです．このように考えると，乳酸産生は，低酸素下にATPを産生するために必須の反応なのです．決して，「乳酸」を悪者扱いしないでください…過酷な条件のもとで，健気に頑張っている証なのですから．

〔文献〕上代淑人ら（監訳）：イラストレイテッド　ハーパー・生化学〈原著28版〉, p176-184, 丸善, 2011

乳酸に関する豆知識

　ややもすると，悪者扱いされやすい「乳酸」ですが，実は乳酸は胎児にとって重要なエネルギー源の1つだということをご存じでしたか？

　胎児期には持続的に母体からのグルコースが胎盤へと供給されますが，胎盤に取り込まれた母体のグルコースの40％はそのままの形で胎児へと移行し，残り60％は乳酸へと変換されます．この乳酸のうち1/3は胎児へ，2/3は母体血中へ移行するのです．胎児に移行した乳酸は，グルコース同様，エネルギーとして利用されるとともに，グリコーゲン・脂質として蓄積されるのです．

92 たまたま血液ガス分析してみたら，CO_2 が高かった！その評価は？

> GCU にいる退院前の赤ちゃんに久しぶりに血液ガス分析をしてみたところ，PCO_2 が 60mmHg もありました．この子は，CLD で慢性的な高 CO_2 血症だったのに，気づかれず，放置されていたのでしょうか？それとも…

　たまたま，とった血液ガスで異常な高 CO_2 血症に気付き，大騒ぎになったなんて，そんな経験はありませんか？こんな場合，少なくとも 2 つ原因が考えられます．
(1) 慢性的な高 CO_2 血症があったが，これまで気づかれずにいた！
(2) 検査の不手際のために，こんな検査結果になってしまった…
　特に後者は，なかなか採血がうまくいかず末梢循環が悪くなってしまった状態での採血，患児が泣きわめき呼吸が十分できないような状況に陥った後での採血などが考えられます．
　さて，この 2 つを見分ける手立てをご存じでしょうか？
　慢性的な呼吸性アシドーシス（＝高炭酸ガス血症）が持続すると，通常であれば，腎臓での代償反応が生じます（通常であれば…と書いたのは，たまたまその児が「腎尿細管性アシドーシス」に罹患していたりしなければ…という意味です）．
　すなわち，正常であれば，呼吸性アシドーシスが持続すれば，腎尿細管での HCO_3^- の再吸収が亢進し，BE は正に傾くはずです．一方，一過性に生じた急性呼吸不全の場合はまだ腎による代償機転が働いていないので，このような反応は，まだ起こっていないはずです．
　そこで，この知識を活用して，血液ガス分析の結果を眺めれば，これが慢性の高 CO_2 血症を意味するのか？それとも，採血などの手技の問題による一過性の変化だと判断して良いのか？が分かるのです．
(1) 慢性的な高 CO_2 血症の場合…HCO_3^- の上昇，BE の上昇を合わせて認めます
(2) 検査の不手際などによる一過性の高 CO_2 血症の場合…HCO_3^- の上昇や BE の上昇は認めません
　以上，高 CO_2 血症をみて慌てる前に，これらの点をチェックしてみてください．

93 胎児ヘモグロビンの特徴についてご存じですか?

「そんなの知っているよ」と思われるかもしれませんが，結構奥が深いのです！

新生児診療において，いろいろな場面で，胎児ヘモグロビンと成人型ヘモグロビンの差異が問題になります．少し整理してみましょう．

酸素解離曲線

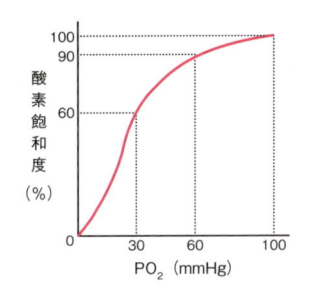

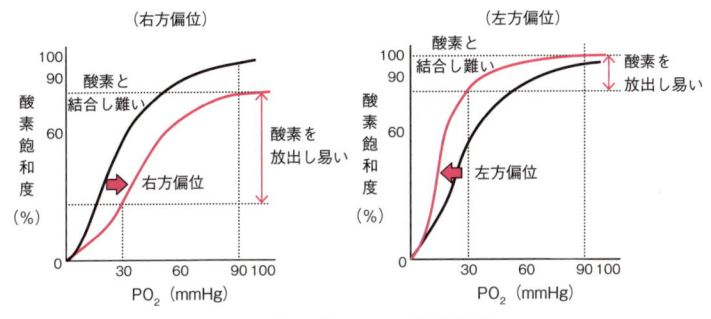

ヘモグロビンの O_2 解離曲線

成人の Hb 酸素解離曲線（上段）と胎児 Hb 酸素解離曲線，すなわち左方偏位した曲線（下段右）を具体的に比べてみましょう．仮に，動脈血 PO_2 を 100mg，末梢組織の PO_2 を 30mmHg とすると，両者の酸素飽和度の差は成人では約 40％ ですが，胎児では 10％ しかありません．一方，動脈血 PO_2 を 30mg，末梢組織の PO_2 を 10mmHg とすると，両者の酸素飽和度の差は，成人では 50％ 程度ですが，胎児では 70-80％ にもなります．すなわち，胎児 Hb は高濃度酸素領域では酸素の受け渡しがあまりうまく行えませんが，低濃度酸素領域では極めて高率に酸素を受け渡すことができるのです．もちろん，胎児は低酸素濃度領域で暮らしていますから，非常に合理的なメカニズムだと言えるのです．

胎児ヘモグロビンの大きな特徴の1つが，酸素解離曲線が左方偏位していることです．これには2つの大きな意味があります．
(1) 胎児ヘモグロビンは成人型ヘモグロビンより酸素と結合しやすいため，胎児は母体血から酸素を取り込みやすいのです．
(2) PaO_2 が高い領域では酸素を放出しにくいですが，PaO_2 が低い領域では酸素を放出しやすいのです．すなわち，胎児は低酸素状態にあるため，末梢臓器に効率よく酸素を受け渡すことができるのです．

アプト試験

　新生児メレナの診断に欠かせないアプト試験が，胎児ヘモグロビンのアルカリ抵抗性に基づくことはご存じのことと思います．胎児ヘモグロビンはアルカリ溶液を加えても変色しませんが，成人型ヘモグロビンはアルカリ溶液を加えると黄褐色に変色します．つまり，赤ちゃんが出血した時は変色しませんが，母体血を飲んで吐き出した場合には変色するのです．

赤血球の寿命

　成人型ヘモグロビンの寿命は120日ですが，胎児ヘモグロビンの寿命は90日と短いのも有名ですね．このため，新生児は成人に比べると赤血球が壊れやすく，黄疸が出やすいのです．一方，別の角度から見ると…寿命が90日ということは，新生児のヘモグロビンはまだまだ胎児ヘモグロビンが残っているということです．
　これは，新生児のヘモグロビンの解離曲線は，成人型ヘモグロビンに比べると左方偏位した状態が持続しているということも意味しているのです．

〔文献〕河井昌彦：新生児医学，第2章呼吸，p192-194，金芳堂，2015

94 なぜ，先天性心疾患は出生後に発症するか？

先天性心疾患は先天奇形の中でも，生命に直結するリスクが高く重要な疾患群です．しかし，出生後重篤な症状が問題となる疾患が多いにもかかわらず，胎児期に症状が出る児はほとんどいません．不思議に思いませんか？実はこれには，ちゃんとした理由があるのです．

　先天性心疾患は，その病態（血行動態）から4つに分類されます．その4つとは，以下のものです．
(1) 肺血流増加型心疾患
(2) 肺血流減少型心疾患
(3) 肺うっ血型心疾患
(4) 左心閉鎖型（動脈管依存型）心疾患

　(1)〜(3)は文字通り肺血流に問題がある疾患群で，(4)は大動脈に問題があり，全身血流が動脈管に依存している病型です．そこで，これらの疾患では，なぜ胎児期に症状が出ないのか？出生後に問題が生じるのか？ですが…

　胎児にとって，実は「肺は必要がない」のです．もちろん，出生すると即必要になるため，胎児期に肺を成熟させておくことが重要なことは言うまでもありません

肺血流増加型	肺血流減少型	肺うっ血型	左心系閉鎖型（＝非チアノーゼPDA依存型）
非チアノーゼ性左右短絡性疾患； #動脈管開存症 #房中隔欠損症 #心室中隔欠損症 など 肺動脈狭窄を伴わないチアノーゼ性心疾患；短絡のある大血管転位，単心室など	ファロー四徴症など肺動脈狭窄・閉鎖を伴う心疾患	総肺静脈環流異常症など	大動脈縮窄・大動脈離断・左心低形成など

が，胎児期の生活には必要がない…という意味です（脚注）．このため，生理的に肺血流が制限されるよう，胎児期には肺血管抵抗は高値に維持されています．このため，(1)〜(3)のような肺血流の異常による症状は，胎児期には出現しないのです．

　また，動脈管は胎児期には当然開存しているので，全身血流が動脈管に依存している(4)も，胎児期には何の症状も出ないのは当然のことなのです．

　つまり，出生後，肺呼吸を始めて，肺血流が増え，肺が必須の臓器となるのが引き金となって，(1)〜(3)の疾患は問題が生じ，出生後，動脈管が閉じ始めることによって(4)の疾患も大問題が引き起こされる訳なのです．

（脚注）胎児と新生児にとっての肺の位置づけの相違

　胎児は肺呼吸しているわけではないので，胎児にとって肺は必須の臓器ではありません．出生後には必要ですが，胎児が生き延びるために必要な機能を行っているわけではないという意味では，肝・腎・筋肉，その他の臓器と横並びの位置づけです．一方，子宮外生活を営むようになった時点でその位置づけは大きく変わります．出生後は，肺呼吸が必須ですから，心臓を出た血液は一度すべて肺に行き，そこでガス交換された後に再度心臓に戻り，そこから全身に送られるという身体機能の中枢を担う地位まで格上げされるのです．

95 ショ糖って何？

ショ糖の痛み軽減作用が最近注目されています．その心理学的な作用はさておき，ショ糖の生化学的な特徴・代謝機能に及ぼす影響についてご存じですか？

　ショ糖は，グルコースと果糖（＝フルクトース）からなる二糖類です．果糖とは名前の通り，果物に多く存在する糖です．果物の他には，蜂蜜にも多く含まれています．甘みが強いので，甘味飲料・食品の材料として頻用される糖です．昔から，「赤ちゃんには味の濃いものは食べさせるな！小さい頃から，甘すぎるもの，塩っ辛いものを与えると，その味に慣れて，濃い味を好むようになり良くない！」との発想によるものですが，一理あると思います．さて，味覚の問題はさておき…生化学的な特徴について考えてみましょう．

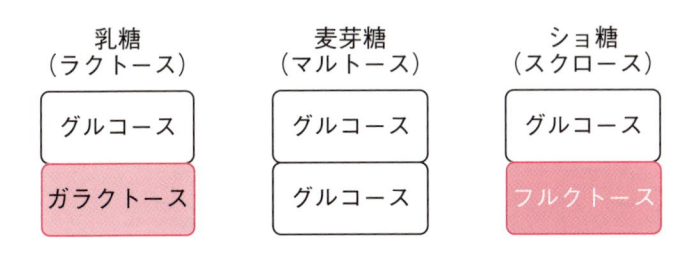

乳糖 （ラクトース）	麦芽糖 （マルトース）	ショ糖 （スクロース）
グルコース	グルコース	グルコース
ガラクトース	グルコース	フルクトース

代表的な二糖類

　フルクトースは　細胞に取り込まれると，リン酸化を受けフルクトース１リン酸（F1P）となります．
　その後，アルドラーゼなどの酵素反応を経て，ピルビン酸まで分解されてTCA回路に入ったり，グルコースやグリコーゲンに分解されて利用されたりするのです．フルクトースの代謝経路では，リン酸化を受けるステップが沢山あります．これは，ATPからリンをもらってADPを産生する反応が沢山あることを意味します．すなわち，フルクトースはATPを消費しないと利用できる形にもっていけないのです．

もちろん，成熟した個体では，フルクトースを利用するためのATP消費など問題にはならないのでしょうが，エネルギーがぎりぎりの状態で過ごしている早産児においては，フルクトースの過負荷はATPの不足を招くリスクがあるそうです．すなわち，フルクトースを早産児に投与すると，リン酸化する過程で，ATPやリンが大量に消費され，エネルギー不足・リン不足といった病態を招いてしまいます．その結果，酸化ストレスが増加するというのです．ですから，少なくとも，早産児に対しては，痛み軽減のためにショ糖を与えることは慎重になるべきと考えられます．

　我々が，新しい薬を投与するとき，その効果だけでなく，起こりうる副作用など十分に検討して，投与しますよね…そのステップを飛ばして，可哀そうだから…良かれと思って…で，投薬するなんてこと，普通はないですよね．ショ糖も同じではないでしょうか？

〔文献〕Asmerom Y, et al: Oral sucrose for heel lance increases adenosine phosphate use and oxidative stress in preterm neonates. J Pediatr 163:29-35, 2013

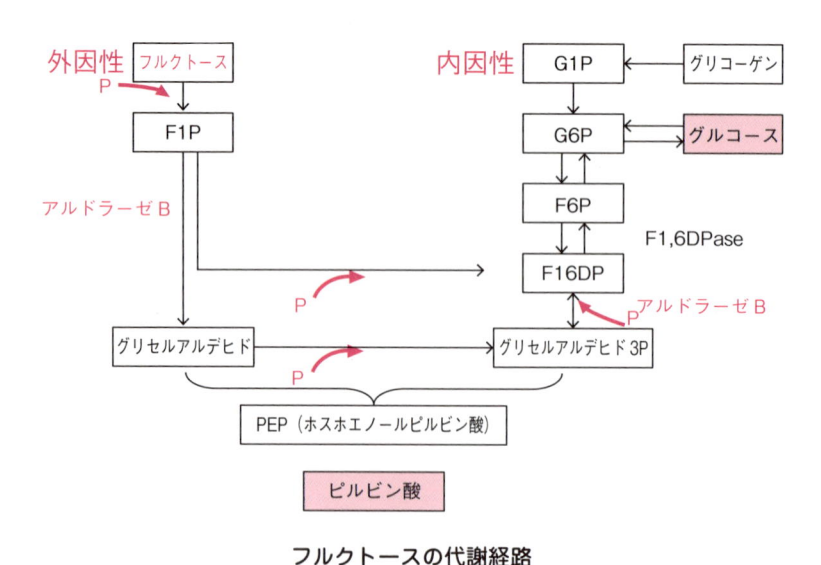

フルクトースの代謝経路

96 低用量ドパミン投与は無意味という意見があるのをご存じですか？

> 腎血流を増やし，尿量を増やす…という作用が定番の低用量ドパミンですが，こんなの全く意味がない！という意見があるのをご存じですか？

　これは，「新生児医療　治療方針選択に役立つ論文 245（p63-64）」にも書いたので，もしかしたら覚えておられる方もあるかもしれませんが，その後あまり話題にもならないので，もう一度…

　30-40 年前から，低用量のドパミンは腎臓のドパミン受容体に作用し，乏尿患者の腎血流を増やすとされてきました．しかし，この作用はあくまで腎機能が正常の対象におけるもので，腎障害を有するような重症児患者に対する低用量ドパミンの有効性は，大規模な RCT で否定されています〔Bellomo ら，2000〕．また，新生児領域の RCT においても，低用量ドパミンによる尿量増加作用は否定されています〔Cuevas ら，1991〕．すなわち，低用量ドパミンが乏尿傾向にある新生児に作用するというエビデンスは全くないのです．

　その上，Holmes らは以下のような点から，低用量ドパミンを投与することに真っ向から反対しています〔Holmes ら，2003〕．

(1) ドパミンを持続点滴しても，その血中濃度は個人差が大きく，特に腎機能が低下した患者では低用量ドパミンという概念が成り立たず，血中濃度が上がりすぎると，むしろ腎血管を収縮させてしまう危険性があります．
(2) ドパミンがレニン・アンジオテンシン・アルドステロン系を活性化し，むしろ腎血管を収縮させてしまいます．
(3) ドパミンを投与することによって，腎のドパミン受容体の感受性が低下してしまいます．
(4) ドパミンは腎髄質の酸素消費量を増加させるので，逆に腎機能障害が生じてしまいます．
(5) 無理やり，利尿を促進することが臨床経過に良い方向に働くかは疑問です．
(6) 重症患者においては，低用量ドパミンは腸管血流を低下させます．
(7) 低用量ドパミンは，TSH の分泌を抑制し甲状腺機能低下を招くなど，内分泌

系に影響を及ぼします．
(8) ドパミンはリンパ球系機能を抑制し，易感染性をもたらす危険性があります．
(9) 低用量ドパミンは呼吸抑制をきたす危険性があります．

これだけ言われても，まだ低用量ドパミン…続けますか？

〔文献〕河井昌彦：新生児医療　治療方針選択に役立つ論文 245，p63-66，金芳堂，2008

Bellomo R, et al: Low-dose dopamine in patients with early renal dysfunction: a placebo-controlled randomized trial: Australian and New Zealand Intensive Care Society (ANZICS) Clinical trail group. Lancet 356:2139-2143, 2000

Cuevas L, et al: The effect of low-dose dopamine infusion on cardiopulmonary and renal status in premature newborns with respiratory distress syndrome. Am J Dis Child 145:799-803, 1991

Holmes CL, et al: Bad medicine: low-dose dopamine in the ICU. Chest 123:1266-1275, 2003

97 母子手帳の歴史をご存じですか?

近年，世界中から注目されている「母子手帳」ですが，一体いつ，何のためにできたのでしょうか？母子手帳に秘められた歴史，ご存じですか？

母子健康手帳の歴史は，1942年（昭和17年）の妊産婦手帳までさかのぼります．当時の妊産婦死亡率は，およそ出生100,000対240で，年間の妊産婦死亡数は5,000人を超える，そんな時代でした．この妊婦死亡率は，現代の約65倍もの高さだったのです．また，死産原因の20-30%を占める妊娠中毒症の早期発見と早期治療，早産の予防などに，妊娠中の管理が重要であり，とりわけ，死亡を減らすために妊娠早期届出が必要だと考えられたのです．すなわち妊婦死亡・死産を減らすことが「妊産婦手帳」の大きな目的だったのです．

1942年（昭和17年）の妊産婦手帳は，世界で初めての妊産婦登録制度でした．当時は戦時下でさまざまなものが配給制度になっており，この手帳を持参すると米，出産用脱脂綿，腹帯用さらし，砂糖などの配給を受けることができたそうです．また，妊産婦手帳に折り込まれていた出産申告書は現在の出生証明書に近いもので，これも提示によりミルクが手に入るというので届出が軌道にのり，当時の産婦の約70%が妊産婦手帳の交付を受けていたと推定されています．こうして戦時中に，広く普及した妊産婦手帳は1945年（昭和20年）の敗戦の混乱の中も生き続けたのです．

第2次大戦後，1947年（昭和22年）児童福祉法が公布され，これに基づいて保健所を中心とした母子衛生行政が推進されることとなります．その一環として，妊娠中から出産までのみを対象としていた妊産婦手帳から，小児期の成長の記録を含めるよう拡大した「母子手帳」が誕生することとなったのです．現在のように「母子健康手帳」と改名されたのは，1965年（昭和40年）の母子保健法に基づくものです．

すなわち，妊婦死亡・死産を減らすという目的で始まったのが「妊産婦手帳」で

あり，それに「児の健康増進」という新たな目的が加わったのが「母子健康手帳」というわけです．また，このように，世界中から羨望の目で見られている「母子手帳」が第二次世界大戦中の大変な時期に誕生したということには驚かざるをえません．また，このように国家が戦争に向けて動いている時に，国民の健康増進に向けた取り組みが始まったことに敬意を払いたいと思います．

■日本では1960年ごろを境に妊産婦死亡率が低下

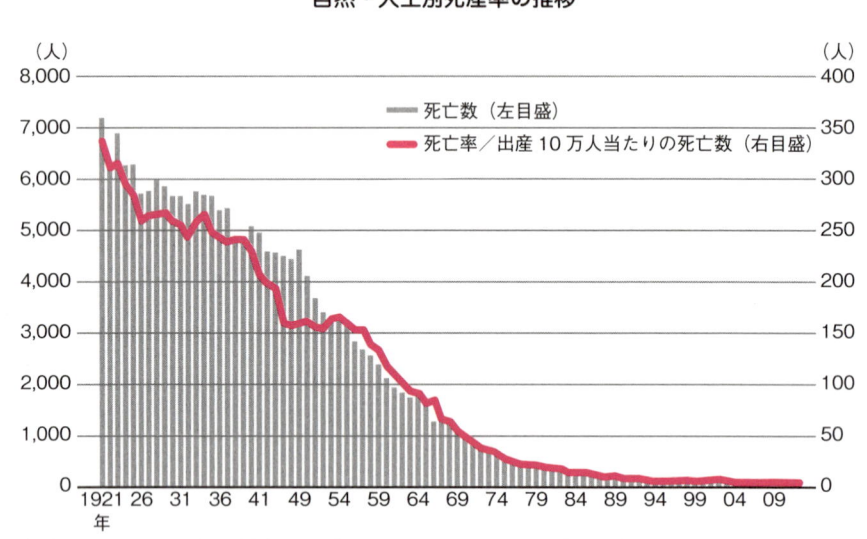

自然・人工別死産率の推移

（注）1947～72年は沖縄県を含まない．1944～46年のデータはなし
（厚生労働省統計情報部『人口動態統計』）

98 COHb は溶血性黄疸の指標?

一酸化炭素ヘモグロビン(COHb)が溶血性黄疸の指標というのを聞かれたことがあるでしょうか? CO って,もちろん一酸化炭素のことですが,なぜ,これと溶血性黄疸が関係するのでしょうか?

ヘモグロビン(Hb)は酸素と結合するという重要な働きがありますが,一酸化炭素(CO)はヘモグロビンと非常に結合しやすい性質を持っており,その親和性は酸素の 200-250 倍と言われます.このため,一酸化炭素中毒では,体内のヘモグロビンの多くが CO に占拠されてしまい,COHb が増加してしまいます.すると,Hb が酸素を運搬できなくなるので,末梢組織は酸素不足に陥ってしまうのです.

急性一酸化炭素中毒で…
- COHb 濃度が 10-30% になると,頭痛,悪心,眩暈,胸痛が起こります.
- COHb 濃度が 30-50% になると,激しい頭痛,一般的な衰弱,嘔吐,呼吸困難および頻脈が起こります.
- 50% 以上になると痙攣,意識不明が起き,死に至ります.

さて,溶血の際になぜ,COHb が増えるのでしょうか?
赤血球が分解される際,1mol のヘムはヘムオキシゲナーゼによって,1mol の CO と Fe^{2+} をそれぞれ産生します.このようにして産生された CO が Hb と結合して,COHb になる訳です.新生児においても,COHb>2.0% は溶血性黄疸のリスクが高いと判断されるので,ぜひ早発性黄疸を疑った際には,血液ガス分析も行ってみてください.もちろん,最初に記載したように,CO 中毒のレベルとは 1 ケタ違いますが…

〔文献〕河井昌彦:NICU ベッドサイドの診断と治療 改訂 3 版,p183,金芳堂,2012
　　　河井昌彦:新生児医学,p339,金芳堂,2015

99 医学教育　お薦めの１冊！

近年，教育の重要性が盛んに論議されます．私自身，大学に身を置く立場から，医学教育・スタッフ教育，いろいろな局面で，今の教育はこれで良いのか？と悩むことがあります．もし，同じような悩みをお持ちでしたら，是非，外山滋比古著「思考の整理学（ちくま文庫）」をお読みになることをお薦めします．

本書は，決して，ハウツーものではありませんし，医学教育について書かれたものではありません．大学での教育の在り方などについての，筆者の考えが述べられたエッセイを集めたものです．
　その冒頭「グライダー」というのがあります．

今の大学は，「グライダー」に乗れる人を養成するばかりで，自力で「飛行機」を飛ばせる人を育てることができていないということを問題にしたものです．グライダーに乗るには，周りのスタッフに風に乗せてもらい，それを操ることが重要で，その練習を積むことが重要です．しかし，風のないところでは，決して飛び上がることはできません．グライダーに乗る技術をいくら学んでも，自分で飛行機を飛ばすことは絶対にできないのです．

医学の世界に目を向けてみましょう…
　マニュアルを教え込むこと，プロトコールを学ぶこと，これは，安全な医療を遂行する上で欠かせないことです．ですから，医学教育は現実的な問題として，これらに重きを置いたものとなっています．しかし，このような教育をいくら積み重ねても，自分で考え，日々の診療の中から疑問を見つけだし，その疑問に対する解決策を見つけ出すことはできません．

私がよく引き合いに出す話に，赤ちゃんが呻吟しているのを見て（聞いて？），CPAPの重要性を見出した医師の話です．凡人がなにげなく見逃す患者さんのサ

インから，肺のコンプライアンスの悪い患者が声門を閉じて，肺に圧をかけることの重要性（＝CPAP の重要性）を見出し，それを人工呼吸療法に導入したのです．

　このように，患者さんの症状から学ぶ姿勢，日々の診療に疑問を持ち，そこからアイデアを広げるセンス…これはなかなか教えられるものではありませんが，このようなことを次世代に伝えたい…それが私の目標です．

〔参考図書〕外山滋比古：思考の整理学，ちくま文庫，1986

100 新生児の教科書　お薦めの1冊!?

> 新生児に関する書物は山ほどあります．その中で，異彩を放つ1冊のテキストを紹介します．それは，自画自賛ですが…河井昌彦著「新生児医学（金芳堂）」です．

　本書の特徴は，目次をみると，すぐにご理解いただけると思いますが…
　第1章　発生学，第2章　遺伝学，第3章　生化学，第4章　生理学，第5章　臨床遺伝学と5つの章から成り立っています．これには，日々，患者さんを診る時，その背景に潜む病態を考えることが重要であり，そのためには，「発生学・遺伝学・生化学・生理学」といった基礎医学の知識が必須だと考えるからです．
　もちろん，発生学にはラングマン…，遺伝学にはトンプソン・トンプソン…，生化学にはハーパー…，生理学にはギャノン…，といった名著が数多くあり，それらの書物をじっくり読むことが1番良いのは言うまでもありません．しかし，新生児臨床に携わる者が，これらの書物を紐解くのは決して容易ではありません．本論に入る前に挫折してしまうのがオチではないでしょうか？そこで，私の理解できる範囲で，臨床新生児学に重要と思う分野を選び，私の言葉で解説したのが本書です．これだけ広汎な書物を，一人の人間が書くという無謀な試みも今お話しした信念（私が理解できることのみを書くという信念です）に基づいたものです．

　我田引水・自画自賛…のそしりは免れないでしょうが，是非ご一読ください．先ほど書いた，「自分の力で飛べる飛行士」を育てるためのテキストにしたいとの，気持ちも込めた1冊です．

〔参考図書〕河井昌彦：新生児医学，金芳堂，2015

索 引

(n-3)系	50
1,25(OH)₂D	94
11βHSD2	27
16トリソミー	133
2,3-DPG	60
2,3-ジホスホグリセリン酸	60
25(OH)D	94
6q24関連異常	137
αケトグルタル酸	62
aCGH	139
Adiposity expandability仮説	106
Angelman症候群	137
ATL	10
Avidity	6
β酸化	111
βヒドロキシ酪酸	96
COHb	165
CRP	12, 14
δ(デルタ)エンド	50
DHA	22
DNAのメチル化	138
Duchenne型筋ジストロフィー	143
Ductal Shock	119
Dutch Famine	48
escape効果	38
Fisher比	57
Gバンド	131
HAM	10
HTLV-1	9
HTLV-1関連脊髄炎	10
HTLV-1関連脊髄ブドウ膜炎	10
HTLV-1母子感染	11
HU	10
ICPモデル	55
IgG Avidity	6
K_{ATP}チャネル	88
Locus heterogeneity	140
MCTオイル	54
Na再吸収率	125
NCPR	150
neural tube	41
NIPT	134
non-protein calorie; NPC	64
ω(オメガ)エンド	50
ω3系	50
ω-3系脂肪酸	22, 51
ω-6系脂肪酸	51
OTC	143
PA (Protection Grade of UVA)	33
Prader-Willi症候群	137
Prebiotics	74
Probiotics	74
P過剰	128
p値	149
P不足	128
Refeeding syndrome	58
SGA	102
SGA児	106
SGA性低身長症	105
SGAをきたす要因	102
SPF (Sun Protection Factor)	33
SRS	103
UVA	33
UVB	33
Wolff-Chaikoff効果	37
X連鎖優性遺伝	144

あ

亜鉛欠乏	66
アシルカルニチン	116

169

アニオンギャップ	83
アプト試験	156
アミノ酸代謝異常症	115
アレイ比較ゲノムハイブリダイゼーション	139
アンモニア	62, 82

い

痛み軽減	159
一酸化炭素ヘモグロビン	165
遺伝子座異質性	140
遺伝的異質性	140
いとこ婚	141
飲酒	45
インスリン	87
インスリン分泌機構	86

え

エピジェネティクス	138
エンテロコッカス属	73

お

オメガエンド	50
オランダの飢餓	48
オリゴ糖	21, 75
オルニチントランスカルバミラーゼ（OTC）欠損症	143

か

仮死	88
カゼイン	18
活性型リンパ球	24
果糖	159
カルシウム	129
カルニチン	53, 110

き

記憶	28

飢餓	113
飢餓状態	58
喫煙	46
牛乳アレルギー	18

く

グルココルチコイド	29
グルタミン酸	63

け

経口ステロイド剤	91
血糖値	96
ケトン体	54, 98
ゲノム・インプリンティング	136
下痢	84
嫌気性菌	70
嫌気性代謝	152
減数分裂	131
原発性免疫不全症	117

こ

高Ca血症	129
高CO_2血症	154
抗アルドステロン薬	126
高血糖	85
抗甲状腺薬	36
甲状腺関連抗体	35
甲状腺機能	35
甲状腺薬	36
酵素補充療法	118
高度分染法	131
高齢出産	43
コートリル®	91
ココナッツオイル	53
コルチゾール	92
コルチゾール値	96

さ

サイアザイド	125
サイトメガロウイルス	4
細胞分裂	131
酢酸	80
左心低形成症候群	119
左方偏位	59
猿線	147
酸素	150, 151
酸素解離曲線	155
酸素の毒性	150
酸素飽和度モニター	120

し

ジアゾキシド	88
子宮内発育不全	88
思考の生理学	166
持続性高インスリン性低血糖症	88
脂肪酸代謝異常症	111, 113
ショ糖	19, 159
シルバーラッセル症候群	103
神経管	41
新生児低血糖症	98
新生児糖尿病	86, 137
腎尿細管性アシドーシス	84

す

膵β細胞	86
ストレス	26
ストレスホルモン	28

せ

成人T細胞白血病	10
性同一性障害	100
性分化疾患	100
赤血球の寿命	156
セレン欠乏	66

染色体異常症	133
先天性 CMV 感染	4
先天性心疾患	157
先天性トキソプラズマ症	7
先天性風疹症候群	2
先天代謝異常症	108

そ

外山滋比古	166

た

体細胞分裂	131
胎児性アルコール症候群	45
代謝性アシドーシス	83
大動脈縮窄／離断症	119
ダウン症	147
短鎖脂肪酸	76, 78, 80, 81
単純ヘルペス	8
タンデムマススクリーニング	109, 121

ち

中鎖脂肪酸	53, 81
長鎖脂肪酸	53, 81
腸内細菌	76, 78
腸内細菌叢	68
チラーヂンS®	89
チラーヂン末®	90

つ

通性嫌気性菌	70

て

低K血症	58
低P血症	58, 128
低血糖	110
低用量ドパミン	162
デカドロン®	91
デキサメタゾン	92

171

鉄分の吸収 76
デルタエンド 50

と

統計 149
糖新生 113
トキソプラズマ 7
ドパミン 161

な

ナイミーヘン（Nijmegen）症候群 104
納豆菌 69
ナトリウム 97
難聴 140

に

二分脊椎 41
乳酸 80, 15
乳酸菌 72
乳酸性アシドーシス 152
乳糖 19
乳糖分解酵素 19
尿素回路 62, 65
尿素回路異常症 121
尿中 Ca 排泄 126
妊娠糖尿病 39

は

発育曲線 101
伴性劣性遺伝 143

ひ

ビタミン D 30
ビタミン D_2 94
ビタミン D_3 94
ビタミン D 過剰 129
ビタミン D 含有 32
ビタミン D 値 97

ビタミン D の摂取基準 31
非蛋白質カロリー 64
必須アミノ酸 56
ヒト T 細胞白血病ウイルス 9
ピバロイルカルニチン 110
ビフィズス菌 20
ビフィドバクテリウム属 72
ピボキシル基 110
日焼け止め 33

ふ

ファンコニ（Fanconi）貧血 104
風疹 2
不妊症 47
ブルーム（Bloom）症候群 104
フルクトース 159
プレアミン P® 57
プレバイオティクス 74
プロバイオティクス 74
プロピオン酸 76, 80
分枝鎖アミノ酸 56

へ

ベタメサゾン 92
ヘモグロビン O_2 解離曲線 155
ヘモグロビン酸素解離曲線 59, 60
ヘルペス脳炎 8
偏性嫌気性菌 70

ほ

ホエイ蛋白 17
母子手帳 163
母体のストレス 26
ボトルネック効果 145
母乳 17, 22, 24
母乳強化剤 67
ポンペ病 118

ま

マグネシウム	129

み

ミトコンドリア遺伝子	145
ミトコンドリア病	145

む

無脳症	41

め

メタボリックシンドローム	106
免疫グロブリン	15

も

毛細血管拡張性運動失調症	104

ゆ

有機酸代謝異常症	115

よ

溶血性黄疸	165
葉酸	41, 42
ヨウ素	37
ヨウ素欠乏	66

ら

ライソゾーム病	117
酪酸	76, 80
ラクターゼ	19
ラクツロース	82
ラクトコッカス属	73
ラクトバシラス属	72
ラシックス®	123, 125

る

ループ利尿薬	124, 125

NICUのギ・モ・ン98＋2

2016年6月10日 第1版第1刷 ©

著　者	河井昌彦　KAWAI, Masahiko
発行者	宇山閑文
発行所	株式会社　金芳堂
	〒606-8425 京都市左京区鹿ヶ谷西寺ノ前町34番地
	振替　01030-1-15605
	電話　075-751-1111（代）
	http://www.kinpodo-pub.co.jp/
組　版	株式会社　グラディア
印　刷	亜細亜印刷株式会社
製　本	新日本製本株式会社

落丁・乱丁本は直接小社へお送りください。お取替え致します。

Printed in Japan
ISBN978-4-7653-1676-7

JCOPY ＜（社）出版者著作権管理機構　委託出版物＞

本書の無断複写は著作権法上での例外を除き禁じられています。複写される場合は、そのつど事前に、（社）出版者著作権管理機構（電話 03-3513-6969、FAX 03-3513-6979、e-mail: info@jcopy.or.jp）の許諾を得てください。

●本書のコピー、スキャン、デジタル化等の無断複製は著作権法上での例外を除き禁じられています。本書を代行業者等の第三者に依頼してスキャンやデジタル化することは、たとえ個人や家庭内の利用でも著作権法違反です。